Die Gicht Ernährung und Kochbuch

Eine Einführung in die Low Purin Lebensmittel und Mahlzeiten
für Menschen mit Gicht

Kenneth Martin

Kenneth Martin

ISBN: 978-1537536071

Die Gicht Ernährung und Kochbuch

Table of Contents

Einleitung

Als jemand, der selbst an Gicht leidet, kann ich mit Sicherheit sagen, dass die Krankheit keinesfalls zum Lachen ist. Tatsächlich sagen Ärzte, dass ein Gichtanfall – neben Geburtsschmerzen und den Schmerzen in Verbindung mit Nierensteinen – zu den schmerzhaftesten Erfahrungen zählt, die ein Mensch erleben kann.

Die „Krankheit der Könige" hat nun auch die Massen erreicht. Allein während der Hälfte des letzten Jahrhunderts haben sich die Krankheitsfälle mehr als verdoppelt. Neben Übergewicht und Bluthochdruck steigen die Zahlen stetig. Schon heute sind mehr als 8 Millionen amerikanische Erwachsene betroffen – und die Krankheitsfälle nehmen stetig weiter zu. Doch wo liegt die Ursache? Ist es die Tatsache, dass wir die meiste Zeit im Sitzen verbringen und zu viele industriell hergestellte Lebensmittel zu uns nehmen?

Bei gesunden Menschen kann der Verzehr von Purin-reicher Nahrung wie rotem Fleisch und Meeresfrüchten den Harnsäurespiegel zwar erhöhen, doch ihre Nieren arbeiten effektiv daran, sie in Form von Urin aus dem Körper zu spülen. Menschen mit Gicht haben dagegen keinen Ausscheidungsmechanismus , um die Harnsäure effektiv auszuscheiden – wobei davon ausgegangen wird, dass es sich um eine genetische Veranlagung handelt.

Gicht ist eine Form der Arthritis, die von einer erhöhten Harnsäurekonzentration im Blut verursacht wird. Dies führt zur Entstehung von kleinen Nadel-ähnlichen Kristallen in den Gelenken, Nieren (wo sich Nierensteine bilden) und teils auch in anderen Körperteilen wie im Rückenmark und an den Stimmbändern. Gicht ist ebenso schmerzhaft wie rheumatoide Arthritis.

In jedem Fall kann Gicht – wenn unbehandelt und unkontrolliert – kalkige Klumpen namens Tophi formen, die die Gelenke stark beschädigen und damit das Gehen und die Verwendung der Hände sehr schmerzhaft werden lassen können. In Extremfällen können sogar Gelenkersatz oder Amputationen notwendig werden.

Egal, ob Sie Medikamente gegen die Krankheit einnehmen oder nicht; achten Sie darauf, dass Sie die folgenden Faustregeln befolgen:

- Schränken Sie den Konsum von Alkohol und mit Fruchtzucker (Fruktose) gesüßten Getränken ein.

- Trinken Sie viele nicht-alkoholische Getränke; vor allem Wasser.

- Schränken Sie den Konsum von Purin-reichen Nahrungsmitteln wie rotes Fleisch, Organfleisch und Meeresfrüchte ein.

- Treiben Sie regelmäßig Sport und halten Sie Ihr Normalgewicht, um Ihr Gichtrisiko zu senken.

Kapitel 1: Was ist Gicht?

Gicht ist eine rheumatische Erkrankung, die sich in wiederholten Anfällen akuter entzündlicher Arthritis äußert — rote, empfindliche, heiße, geschwollene Gelenke. Obwohl Gicht in jedem Gelenk des Körpers oder in mehreren Gelenken gleichzeitig auftreten kann, konzentriert sich die Erkrankung am häufigsten auf die Basis des großen Zehs und das metatarsale-phalangeale Gelenk.

Gicht tritt dann auf, wenn sich eine erhöhte Menge an Harnsäure im Blut ansammelt – ein Zustand, der auch als Hyperurikämie bezeichnet wird. Die Harnsäure kann vom Abbau toter Zellen und bestimmten Nahrungsmitteln und Getränken stammen. Wird zu viel Harnsäure produziert oder nicht angemessen ausgeschieden, dann formen sich winzige Kristalle, die sich in den Gelenken, Sehnen und dem umliegenden Gewebe ansammeln. Aus diesem Grund wird Gicht auch als "crystal deposit disease" bezeichnet. Sie kann sich aber auch in Form von Tophi, Nierensteinen oder Uratnephropathie - einer Nierenerkrankung - manifestieren.

Im Grunde handelt es sich um den Zusammenbruch des Stoffwechselprozesses, das die Menge an Harnsäure im Blut reguliert. Die Versteifung und Schwellung sind das Resultat überschüssiger Harnsäure, die sich in Form von Kristallen in den Gelenken ablagert. Die Schmerzen, die mit der Krankheit in Verbindung gebracht werden, sind Resultat der Entzündung, die die Kristalle im Körper hervorrufen.

Was sind die Symptome von Gicht?

Ein Gichtanfall oder "Aufflammen" tritt häufig plötzlich und meist über Nacht auf. Komischerweise ist meist das große Gelenk des großen Zehs betroffen. Die Haut wird rot, entzündet sich und ist sehr empfindlich. Selbst das leichte Gewicht einer Bettdecke kann damit unerträglich werden. Auch Fiber kann auftreten.

Die Schmerzen, die mit Gicht in Verbindung gebracht werden, treten plötzlich auf und sind sehr stark. Die Gelenke tendieren dazu anzuschwellen und sind warm, wenn man sie berührt. Die Haut um das Gelenk kann stark errötet oder sogar lila sein. Menschen, die für längere Zeitabschnitte unter Gicht leiden, entwickeln Gichtknoten unter der Haut nahe der Gelenke, die aus angesammelten Harnsäurekristallen entstehen. Die Anfälle können über mehrere Wochen, Monate oder Jahre an denselben Gelenken auftreten, bis die wiederholten Gichtanfälle schließlich zu einem Gelenkschaden führen. Es kann auch zu Nierenschäden kommen.

Die Gichtsymptome klingen für gewöhnlich innerhalb von drei bis 10 Tagen ab – egal, ob behandelt oder unbehandelt. Der nächste Anfall kann nach Monaten, Jahren oder nie mehr auftreten. Kommt es jedoch zu wiederholten Anfällen, so erhöht sich meist die Frequenz, die Schmerzen werden stärker und die Anfälle halten für längere Zeitabschnitte an. Mit der Zeit beschädigen wiederholte Gichtanfälle die Gelenke und das umliegende Gewebe.

Aus diesem Grund ist es sehr wichtig die Gicht so früh wie möglich zu behandeln, bevor der Schaden, den die Erkrankung anrichtet, permanent ist.

Was sind die Ursachen von Gicht?

Gicht hat eine starke genetische Komponente. Das Hauptmerkmal der Erkrankung ist ein erhöhter Harnsäurespiegel im Blut – ein Abbauprodukt des Eiweiß-Stoffwechsels. (Der behandelnde Arzt sollte zwischen einer echten Gicht und Pseudogicht unterscheiden – eine ebenso schmerzhafte arthritische Erkrankung, die auftritt, wenn sich Kalzium-Pyrophosphat-Dihydrat-Kristalle in einem Gelenk ablagern.) Harnsäure stammt aus dem Purin-Stoffwechsel – einer Unterart von Eiweißen, die gehäuft in menschlichem Gewebe und Nahrungsmitteln wie Organfleisch, Sardinen, Sardellen, Pilzen, Spargel und Linsen auftritt.

Auch eine Reihe von Medikamenten und Nahrungsergänzungsmitteln erhöht den Harnsäurespiegel im Blut und dessen Tendenz dazu, störende Kristalle in den Gelenken zu formen. Zu ihnen zählen Salicylate (die aktive Komponente in Aspirin), Vitamin B3 (Niacin), überschüssiges Vitamin C und harntreibende Mittel, die bei Bluthochdruck, Ödemen oder Herz-Kreislauf-Erkrankungen verschrieben werden. Weitere sind Ciclosporin (die verwendet werden, um zu verhindern, dass transplantierte Organe abgestoßen werden) und Levodopa, das bei der Parkinson-Krankheit eingenommen wird.

Übermäßiger Alkoholkonsum, Übergewicht und Blei in der Umgebung erhöhen ebenso das Gichtrisiko genetisch veranlagter Menschen. Weitere Risikofaktoren beinhalten Dehydration und übersäuertes Blut aufgrund schwerer Infektionskrankheiten, Operationen oder ketogener Diäten (wie der Atkins Diät). Doch die genetische Komponente sollte nicht unterschätzt werden. So ist es möglich einen hohen Harnsäurespiegel zu haben und niemals an Gicht zu erkranken.

Wie häufig ist Gicht?

Mittlerweile hat die "Krankheit der Könige" auch die Massen erreicht, sodass sich das Gichtvorkommen in der amerikanischen Bevölkerung während der letzten Hälfte des letzten Jahrhunderts mehr als verdoppelt hat. Die Krankheit, die einst den Privilegierten vorbehalten war, die die Möglichkeit hatten zu viele Nahrungsmittel und Getränke zu sich zu nehmen, betrifft heute mehr als acht Millionen amerikanische Erwachsene. Studien belegen, dass das Vorkommen dieser Art lokalisierter Arthritis noch immer ansteigt.

Eine neue Studie zeigt, dass mehr, als 3,9 Prozent der U.S. amerikanischen Erwachsenen bereits mit Gicht diagnostiziert wurden. Manche von ihnen erleiden lediglich einen oder unregelmäßige Anfälle. Andere werden von chronischen Symptomen geplagt. Zudem konnte dank einer neuen Analyse, die am 28. Juli in Arthritis &

Rheumatism veröffentlicht wurde, festgestellt werden, dass die Krankheit häufiger bei Männern, als bei Frauen auftritt (ca. 5,9 Prozent der Männer vs. ca. 2 Prozent der Frauen). Eine Studie von mehr als 5.000 Menschen fand außerdem heraus, dass mehr als 21,4 Prozent über erhöhte Harnsäurewerte verfügten, die als bekannter Risikofaktor für Gicht gelten.

Ein Großteil der Studien sieht eine Verbindung zwischen Gicht und der zunehmenden Verbreitung an Übergewicht und Bluthochdruck. Während der Body Mass Index weltweit weiterhin zunimmt, kann sich das Gichtrisiko somit nur weiter erhöhen.

Kapitel 2: Diagnose Gicht: Wie wichtig es ist die richtige Diagnose zu erhalten

Vielen Arten von entzündlicher Arthritis - wie Gicht – führen zu heißen, steifen, entzündeten und schmerzenden Gelenken. Doch nur, weil ein Patient diese Symptome zeigt, bedeutet das nicht, dass er an Gicht leidet.

Da es sich bei Gicht um eine chronische Erkrankung handelt, die über längere Zeit zu großen Schäden führen kann, ist eine korrekte Diagnose von größter Wichtigkeit.

Diagnose Gicht: Die Suche nach Kristallen

Das erste, was ein Arzt zur Diagnosestellung verwendet, ist die Vorgeschichte des Patienten. Dabei werden u.a. Ihr Alter, Geschlecht, die Vorgeschichte Ihrer Familie, Ihr Gewicht, Ihre Ernährung und sämtliche Risikofaktoren für Gicht in Betracht gezogen. Auch Nieren-, Herz-Kreislauf-Probleme, sowie Medikamente, die für andere Erkrankungen eingenommen werden, können in Verbindung zu Gicht stehen.

Eine wesentliche Determinante ist jedoch ein Test auf das Hauptmerkmal der Gicht: Harnsäurekristalle.

Besonders ein Arzttermin während eines Gichtanfalls ist eine gute Möglichkeit für eine korrekte Diagnose, da hierbei die Gelenkflüssigkeit auf Harnsäurekristalle getestet werden kann. Die Flüssigkeit wird anschließend mit speziellen Filtern unter dem Mikroskop untersucht, um eventuell vorhandene Kristalle sichtbar zu machen.

Doch auch, wenn bei dieser Untersuchung keine Kristalle gefunden werden, kann eine Gichtdiagnose nicht ausgeschlossen werden. So werden zunächst weitere Proben entnommen, um herauszufinden, ob sich in den Gelenken selbst Kristalle befinden. Die Proben werden dabei aus entzündeten, aber auch aus scheinbar gesunden Gelenken entnommen. Haben sich Tophi (härtere, dauerhafte Harnsäureablagerungen) gebildet, so können diese verwendet werden, um Harnsäure oder Uratkristalle aufzuspüren.

Die Flüssigkeitsentnahme aus geschwollenen Gelenken kann außerdem weitere Probleme - wie Entzündungen aufgrund von Infektionen und Schwellungen durch andere Kristallarten, wie die, die sich bei einer Pseudogicht ansammeln - ausschließen.

Diagnose Gicht: Die Suche nach einer Hyperurikämie

Wieso kann nicht einfach eine Blutprobe verwendet werden, um Gicht festzustellen? Während die meisten Menschen zu gewissen Zeiten während der Erkrankung über erhöhte Harnsäurewerte verfügen, ist es während eines Gichtanfalls nicht ungewöhnlich, dass sich die Werte normalisieren. Darüber hinaus kann der Harnsäurespiegel auch mittels einer Urinprobe festgestellt werden.

Doch auch eine Hyperurikämie führt nicht zwangsweise zu einer Erkrankung an Gicht. Auf der anderen Seite weisen Menschen, die an chronischer Gicht leiden, häufig eine Hyperurikämie auf, wenn keine akute Entzündung vorliegt, sodass Blutproben verwendet werden können, um zu überwachen, ob ein Medikament anschlägt und den Harnsäurespiegel erfolgreich senkt.

Diagnose Gicht: Weitere Anzeichen von Gicht

Es ist auch möglich, dass Patienten über andere physische Anzeichen von Gicht verfügen, die auch über die akute Periode hinaus anhalten. So kann die Harnsäure - neben der Entstehung von Tophi, die sich unter der Haut und besonders an den Ellenbogen und hinter den Ohren entwickeln können - auch Nierensteine verursachen.

Haben sich Tophi und eventuelle Nierensteine entwickelt, so ist dies ein Anzeichen dafür, dass die Gicht bereits seit mehreren Jahren besteht. In diesem Fall können eventuelle Schäden in einer Röntgenaufnahme sichtbar gemacht werden. Je länger die Gicht unbehandelt bleibt, desto höher ist die Wahrscheinlichkeit, dass langzeitige Gelenk- und sogar Nierenschäden auftreten. Haben Sie heiße, pochende, nahezu unerträgliche Schmerzen in Ihrem großen Zeh, dann gehen Sie unmittelbar zu einem Arzt. Selbst, wenn die Schmerzen nach einem Tag wieder abklingen sollten, kann die Ursache eine mögliche Gicht sein.

Insgesamt können die folgenden Tests verwendet werden, um Gicht zu diagnostizieren:

- **Test der Gelenkflüssigkeit.** Ihr behandelnder Arzt verwendet eine Nadel, um dem betroffenen Gelenk Flüssigkeit zu entnehmen. Wird diese unter dem Mikroskop untersucht, so sind darin eventuelle Harnsäurekristalle feststellbar.

- **Bluttest.** Ihr behandelnder Arzt kann außerdem einen Bluttest anordnen, um den Harnsäurespiegel und Kreatinin-Wert in Ihrem Blut zu ermitteln.

Vergessen Sie jedoch nicht, dass die Ergebnisse des Bluttests irreführend sein können. So weisen manche Menschen einen hohen Harnsäurewert auf, erkranken aber niemals an Gicht. Andere Menschen haben Anzeichen und Symptome der Gicht, ohne über erhöhte Harnsäurewerte im Blut zu verfügen.

- **Röntgenuntersuchung.** Röntgenaufnahmen der Gelenke können sehr hilfreich sein, um andere Ursachen für Gelenkentzündungen auszuschließen.

- **Ultraschall.** Ein Musculoskeletal Ultraschalluntersuchung kann Uratkristalle in den Gelenken oder einen Tophus aufspüren. Die Technik wird in Europa häufiger verwendet, als in den USA.

- **CT-Untersuchung.** Dieser Art der Bildgebung kann Uratkristalle in Gelenken selbst dann feststellen, wenn diese nicht akut entzündet sind. Ein CT wird aufgrund der Kosten jedoch nicht häufig angeordnet und ist nur in wenigen Kliniken möglich.

Kapitel 3: Die konventionelle Behandlungsmethode

Es gibt keine bekannte Heilungsmethode für Gicht. Die Schmerzen, die mit der Erkrankung verbunden sind, können jedoch mit einer Reihe von konventionelle Therapien und Gichtbehandlungen bekämpft werden. So verschreiben Ärzte häufig nicht-steroidale Entzündungshemmer (NSAIDs) wie Ibuprofen, um die Entzündung und Schmerzen unter Kontrolle zu halten. Corticosteriode haben einen ähnlichen Effekt und werden in Tablettenform oder als Injektion verabreicht. Darüber hinaus gibt es Medikamente wie Allopurinol (Zyloprim), die den Harnsäurespiegel senken. All diese Maßnahmen sollten jedoch nur genutzt werden, wenn unbedingt notwendig, da sie das Risiko für zahlreiche Nebenwirkungen bergen.

Medikamente zur Behandlung von Gichtanfällen

Medikamente, die genutzt werden, um einen akuten Gichtanfall zu behandeln und zukünftige Anfälle zu verhindern, beinhalten:

- **Nicht-steroidale Entzündungshemmer (NSAIDs).** NSAIDs umfassen rezeptfreie Optionen wie Ibuprofen (Advil, Motrin IB u.a.) und Naproxen-Natrium (Aleve u.a.), sowie eine wirkungsvollere Behandlungsmethode als NSAIDs wie Indometacin (Indocin) oder Celecoxib (Celebrex).

Ihr Arzt könnte Ihnen auch eine höhere Dosis verschreiben, um einen akuten Anfall zu stoppen und anschließend eine niedrigere tägliche Dosis empfehlen, um zukünftigen Anfällen vorzubeugen.

NSAIDs bergen das Risiko für Magenschmerzen, Blutungen und Geschwüren.

- **Colchicin.** Ihr Arzt könnten Ihnen auch Colchicin (Colcrys, Mitigare) - ein Schmerzmittel, das Gichtschmerzen effektiv senkt - empfehlen. Die Wirkung des Medikaments wird in den meisten Fällen jedoch durch unzumutbare Nebenwirkungen wie Übelkeit, Erbrechen und Durchfall aufgewogen.

Nach dem Abklingen eines akuten Gichtanfalls könnte Ihr Arzt Ihnen außerdem eine niedrige tägliche Dosis Colchicin verschreiben, um zukünftigen Anfällen vorzubeugen.

- **Corticosteroide.** Corticosteroide Medikamente wie Prednison können Gicht-Entzündungen und Schmerzen unter Kontrolle bringen. Corticosteroide können in Tablettenform oder als Injektion in Ihr Gelenk verabreicht werden.

Corticosteroide sind für gewöhnlich Menschen vorbehalten, die weder NSAIDs noch Colchicin einnehmen können. Die Nebenwirkungen von Corticosteroiden beinhalten Stimmungsschwankungen, einen erhöhten Blutzuckerspiegel und Bluthochdruck.

Medikamente zur Vorbeugung von Gichtkomplikationen

Leiden Sie unter mehreren Gichtanfällen pro Jahr oder an weniger häufigen, aber besonders schmerzhaften Anfällen, so könnte Ihr Arzt Ihnen Medikamente empfehlen, die das Risiko von Gichtkomplikationen senken.

Die Optionen beinhalten:

- **Medikamente, die die Harnsäureproduktion blockieren.** Medikamente namens Xanthinoxidase-Hemmer, wie beispielsweise Allopurinol (Aloprim, Lopurin, Zyloprim) und Febuxostat (Uloric), schränken die Harnsäuremenge ein, die Ihr Körper produziert. Auf diese Weise wird die Harnsäure im Blut und damit auch das Gichtrisiko gesenkt.

Die Gicht Ernährung und Kochbuch

Die Nebenwirkungen von Allopurinol beinhalten Ausschlag und Blutarmut. Die Nebenwirkungen von Febuxostat beinhalten Ausschlag, Übelkeit und eine eingeschränkte Leberfunktion.

- **Medikamente, die den Harnsäureabbau verbessern.**
  Probenecid (Probalan) verbessert die Fähigkeit der Nieren die Harnsäure in Ihrem Körper abzubauen. Dies senkt Ihren Harnsäurespiegel im Blut und reduziert Ihr Gichtrisiko. Gleichzeitig erhöht sich jedoch der Harnsäurespiegel Ihres Urins. Nebenwirkungen beinhalten Ausschlag, Magenschmerzen und Nierensteine.

Kapitel 4: Lebensstil und Ernährungsumstellung

Medikamente sind die bewährteste und effektivste Methode, um Gicht-Symptome zu behandeln. Trotzdem können auch bestimmte Lebensstilveränderungen von Vorteil sein, wie:

- Eingeschränkter Genuss alkoholischer Getränke, sowie gesüßter Getränke mit Fruchtzucker (Fruktose). Trinken Sie stattdessen viele nichtalkoholische Getränke, vor allem Wasser.

- Eingeschränkter Genuss von Purin-reichen Nahrungsmitteln wie rotes Fleisch, Organfleisch und Meeresfrüchte.

- Regelmäßiger Sport und Halten eines gesunden Körpergewichts. Auch ein gesundes Körpergewicht kann das Gichtrisiko reduzieren.

Hochkonzentrierte Fruktose-Mais-Sirup (HFCS)

Obwohl Gicht für gewöhnlich damit in Verbindung gebracht wird Purin-reiche Nahrungsmittel wie Organfleisch, Sardellen, Hering, Spargel und Pilze zu sich zu nehmen, gibt es noch einen weiteren Übeltäter: hochkonzentrierter Mais-Sirup.

Zahlreiche gesundheitliche Probleme wie Gicht wurden bisher mit dem Konsum von konzentriertem Mais-Sirup in Zusammenhang gebracht. So stellte eine kürzliche Studie fest, dass der Genuss von gesüßten Softdrinks ein erhöhtes Gichtrisiko bewirkt.

Die Studie, die von U.S amerikanischen und kanadischen Forschern durchgeführt wurde, ergab, dass Männer, die täglich zwei oder mehr mit Zucker gesüßte Getränke zu sich nahmen ein um 85 Prozent höheres Gichtrisiko aufwiesen, als diejenigen, die weniger, als ein mit Zucker gesüßtes Getränk pro Monat konsumierten. Das Risiko erhöhte sich signifikant bei Männern, die fünf bis sechs Portionen an zuckerhaltigen Softdrinks pro Woche zu sich nahmen. Auch Fruchtsäfte und Früchte mit einem hohen Fruktosegehalt wie Organe und Apfel erhöhen das Gichtrisiko.

Das macht Sinn, da Fructose dafür bekannt ist die Harnsäureausscheidung zu hemmen. Fruktose reduziert außerdem die Wirkung von Insulin, in dem der Insulinrezopter im Körper unempfindlicher wird ; eines der Hauptmerkmale von Typ-2-Diabetes. Darüber hinaus wurde High Fructose Corn Syrup mit einem erhöhten Cholesterinspiegel im Blut in Verbindung gebracht und hemmt die Funktion der weißen Blutzellen in Ihrem Immunsystem.

Unter den zahlreichen Erkrankungen, die HFCS verursacht, befinden sich ein erhöhter Cholesterinspiegel und Diabetes, sowie ein erhöhtes Risiko an Gicht zu erkranken. Zusätzlich wird Fruktose schneller in Fett umgewandelt, als andere Zucker, sodass es ebenso den Risikofaktor für Diabetes und Übergewicht erhöht – beides wiederum Verursacher von Gicht.

In einer Studie zum Fruktose-Stoffwechsel wurde festgestellt, dass der Konsum von zwei Frühstücksgetränken mit hohem Fruktoseanteil dafür sorgt, dass auch bis in den Nachmittag hinein Fett aufgebaut wird. Die Studie belegt damit, dass eine erhöhte Fruktosekonzentration in der Ernährung zu einem schnellerem Aufbau von führt.

Vielen Fruchtsäften wird zusätzliche Fruktose beigefügt. Glauben Sie noch immer, dass es sich dabei um eine gute Form von Zucker handelt, dann think again. Fruktose enthält keine vorteilhaften Enzyme, Vitamine, Mineralien oder zusätzliche Spurenelemente. Stattdessen entzieht sie diese sogar Ihrem Körper. Unbound fructose, die in high fructose corn syrup in großen Mengen vorkommt, kann sich außerdem negativ auf your heart's use wichtiger Mineralien wie Magnesium, Kupfer und Chrom auswirken.

Kontrollieren Sie die Label

Vielleicht sind Sie der Meinung, dass ein Verzicht auf Fruktose lediglich bedeutet, dass Sie sich von Desserts und süßen Getränken fernhalten müssen. Leider ist Fruktose jedoch in vielen Nahrungsmitteln versteckt, von denen Sie es nicht erwarten würden. Achten Sie daher auf Bezeichnungen wie: 'Chicory,' 'Inulin,' 'Iso-Glucose,' 'Glucose-Fruktose-Sirup,' 'Dahlia-Sirup,' 'Tapioca-Sirup,' 'Glucose-Sirup,' 'Mais-Sirup,' 'kristalline Fruktose,' und betrügerische 'Fruchtfruktose,' oder... 'Agave'. Selbst verarbeitete Fleischwaren und andere Nahrungsmittel, von denen Sie es nicht erwarten würden, enthalten konzentrierte Maisfruktorse .

Eine Einschränkung des Alkoholkonsums ist für eine erfolgreiche Gichtbehandlung essentiell.

Gicht tritt häufig in Verbindung mit einem erhöhten Blutdruck, übermäßigem Alkoholkonsum und einer Koronaren Herzkrankheit auf. Alkohol ist daher ein hoher Risikofaktor für die Erkrankung. Ich selbst bin der Meinung, dass Alkoholkonsum den Menschen vorbehalten sein sollte, die vollkommen gesund sind und damit ihre Aufnahme von Kohlenhydraten (Zucker und Getreide) unter Kontrolle haben und nicht an Krankheiten wie Gicht, Diabetes oder anderen Anzeichen er schlechten Ernährung leiden.

Obwohl Wein einige gesundheitliche Vorteile bietet, erhöht er den Insulinspiegel, der nicht nur ein Risikofaktor für Diabetes darstellt, sondern auch mit einer kürzeren Lebensspanne in Verbindung gebracht wird. Der Weinkonsum sollte daher nur in Maßen erfolgen – insbesondere, wenn Sie an Gicht leiden. Darüber hinaus erhöht der Alkoholkonsum den Harnsäurespiegel im Blut und kann daher schlimmstenfalls sogar einen Gichtanfall bewirken. Es ist daher sehr empfehlenswert Ihren Alkoholkonsum stark einzuschränken oder vollständig aufzugeben.

Trinken Sie Wasser

Viel Wasser zu trinken hilft dabei das System durchzuspülen. Dehydration ist einer der Hauptverursacher von Gicht. Um dieser entgegenzuwirken und die Harnsäureablagerungen in den Gelenken zu minimieren, sollten Sie daher täglich 8, 8 Unzen Gläser Wasser trinken.

Sport kann einen signifikanten Unterschied machen.

Leiden Sie momentan unter Gelenkschmerzen oder es kann zu weiteren Verletzungen kommen, dann sollte eher kein Sport betrieben werden. Sobald Ihre Gicht jedoch unter Kontrolle ist, ist Sport eine Notwendigkeit für einen gesünderen Lebensstil. Ein regelmäßiges Training ist sogar in der Lage weiteren Gichtanfällen vorzubeugen, indem es die Blutzirkulation ankurbelt und somit Ihren Harnsäurespiegel durch die Normalisierung Ihres Insulinspiegels senkt.

Regelmäßiger Sport hat aber noch weitere Vorteile. So zeigen Studien, dass er ein wirkungsvolles Antidepressiva darstellt, das Immunsystem stärkt, um Erkrankungen wie Krebs zu bekämpfen und sogar die Insulinresistenz erhöht und Frühstadium von Diabetes umkehren kann.

Ein ideales Körpergewicht zu halten ist ein großer Teil der Lösung

Es scheint mir, als würden Übergewicht oder eine übermäßige Gewichtszunahme einen der größten Risikofaktoren für Gicht darstellen. Ca. die Hälfte aller an Gicht erkrankten Menschen ist übergewichtig. Übermäßiges Körpergewicht verschlimmert die Gicht, indem es die Nervenenden zusätzlich reizt. Zudem zeigen medizinische Daten eine erstaunlich hohe Verbreitung des metabolischen Syndroms (Herzkrankheit und Diabetes-Symptome wie Insulinresistenz, abdominale Adipositas, Bluthochdruck, sowie ein hoher Triglycerid-Wert) unter an Gicht erkrankten Menschen.

Eine Gewichtsabnahme stellt somit eine sichere Methode dar, um Entzündungen zu reduzieren. Vergessen Sie nicht: Gicht ist eine entzündliche Erkrankung und es ist sicher, dass Gewichtsverlust und das halten eines Normalgewichts Ihre Chancen erheblich erhöht zukünftige Gichtanfälle zu verhindern.

Kapitel 5: Homöopathie / Hausmittel

Schlagen die herkömmlichen Gichtbehandlungen nicht so an, wie gehofft, dann sind Sie vielleicht daran interessiert eine alternative Herangehensweise zu testen. Konsultieren Sie jedoch Ihren behandelnden Arzt, um mögliche Risiken abzuwägen und herauszufinden, ob die Mittel sich negativ auf Ihre Medikamente auswirken könnten, bevor Sie diese Behandlungsmethode testen. Leider gibt es nicht viele Studien zu alternativen Therapiemethoden für Gicht. In manchen Fällen sind die Risiken daher unbekannt.

Bestimmte Nahrungsmittel können den Harnsäurespiegel senken. Diese beinhalten:

- **Kaffee.** Studien haben herausgefunden, dass eine Verbindung zwischen dem Konsum von Kaffee und einem niedrigen Harnsäurespiegel besteht. Dabei ist egal, ob es sich um regulären oder entkoffeinierten Kaffee handelt. Leider konnte jedoch nicht festgestellt werden wie oder wieso es zu diesem Effekt kommt.

Zwar ist dieser Anhaltspunkt sicher nicht genug, um überzeugte Nicht-Kaffee-Trinker von dem Getränk zu überzeugen; trotzdem handelt es sich dabei um einen Anhaltspunkt, der den Forschern zukünftig neue Wege für die Behandlung von Gicht eröffnen könnte.

- **Vitamin C.** Nahrungsergänzungsmittel, die Vitamin C enthalten, können den Harnsäuregehalt im Blut senken. Studien konnten jedoch nicht belegen, dass Vitamin C sich auf die Häufigkeit und Stärke der Gichtanfälle auswirkt.

Konsultieren Sie Ihren behandelnden Arzt, um herauszufinden, welche Dosis an Vitamin C in Ihrem Fall angebracht ist. Vergessen Sie auch nicht, dass Sie Ihre Einnahme an Vitamin C erhöhen können, indem Sie mehr Gemüse und Obst - besonders Orangen - zu sich nehmen.

- **Kirschen.** Studien fanden heraus, dass auch Kirschen eine Verbindung zu einem niedrigeren Harnsäurespiegel und einer reduzierten Anzahl an Gichtanfällen haben. Mehr Kirschen zu essen und Kirschsaft zu trinken kann daher eine sichere Möglichkeit sein Ihre Gichtbehandlung zu ergänzen. Sprechen Sie dies jedoch zuerst mit Ihrem Arzt ab.

- **Apfelessig.** Apfelessig hilft dabei den Körper mehr Alkaline zu bilden und gilt als bekanntes Mittel für zahlreiche Erkrankungen, wie auch Gicht. Mischen Sie 1-2 Esslöffel Apfelessig mit 8 Unzen Wasser. Trinken Sie die fertige Mischung entweder ganz oder nach und nach. Testen Sie beide Methoden, um herauszufinden, welche von ihnen effektiver ist. Das Mittel kann den Schmerz innerhalb von einem oder zwei Tagen um 90% verringern.

- **Backpulver.** Unter den zahlreichen Hausmitteln für Gicht findet sich auch Backpulver. Lösen Sie das Backpulver in Wasser auf, um die Schmerzen zu bekämpfen. Die Wirkung kann jedoch 1-2 Tage verzögert eintreten. Lösen Sie dazu ½ Teelöffel Backpulver in 8UnzenWasser auf und trinken Sie die Mischung im Sitzen und im Ganzen. Wiederholen Sie diese Prozedur mehrmals am Tag und nehmen Sie dabei insgesamt bis zu 3 Teelöffel ein. Senken Sie die Dosis, sobald Sie merken, dass Ihre Schmerzen verschwinden. Anmerkung: Die höchste empfohlene Dosis beträgt 4 Teelöffel am Tag. Achten Sie jedoch, falls Sie unter Bluthochdruck leiden, darauf, dass Backpulver den Blutdruck erhöhen kann, wenn es in großen Mengen eingenommen wird.

- **Bromelain/ Ananas. Ein Stoff** der in Ananas oder in einem Nahrungsergänzungsmittel gefunden werden kann. Die darin enthaltenen Enzyme werden regelmäßig in Verbindung mit Gicht empfohlen und sollen eine krebshemmende Wirkung haben

- **Rote-Beete-Saft.** Rote-Beete-Saft beugt Übersäuerung vor und stimuliert die Leber die Gallengänge zu reinigen.

- **Kurkuma.** Kurkuma wurde in den letzten Jahren zunehmend beliebter – besonders als Hausmittel gegen Gicht. Verwenden Sie es, um Entzündungen und Oxidationsstress zu lindern.

Kapitel 6: Frühstück

Altmodische Rühreier

Zutaten

- 8 Eier
- 1 Dose (140 Gramm) Kondensmilch
- 2 Esslöffel Butter
- Salz und Pfeffer zum Abschmecken

Anweisungen

1. Geben Sie die Eier und Milch in eine Schüssel und vermischen Sie diese unter Rühren.
2. Erhitzen Sie die Butter in einer Pfanne bis diese heiß ist.
3. Geben Sie das Eiergemisch hinzu; kochen und rühren Sie auf mittlerer Hitze, bis die Eier komplett fertig sind.
4. Würzen Sie diese mit Salz und Pfeffer.

Bratapfel Haferflocken

Zutaten

- 2 2/3 Tassen herkömmliche Haferflocken
- ½ Tasse Rosinen
- 4 Tassen Milch
- 1/3 Tasse verpackter brauner Zucker
- 2 Esslöffel Butter oder Margarine, geschmolzen
- 1 Teelöffel gemahlener Zimt
- ¼ Teelöffel Salz
- 2 mittelgroße Äpfel, gehackt (2 Tassen)

Anweisungen

1. Heizen Sie den Ofen auf 175°C vor. Mischen Sie die Haferflocken, Rosinen, 4 Tassen Milch, braunen Zucker, Butter, Zimt, Salz und Äpfel in einer Auflaufform.
2. Backen Sie die Auflaufform unbedeckt für 40 bis 45 Minuten, oder bis die meiste Flüssigkeit absorbiert wurde. Bestreuen Sie diese mit Walnüssen. Servieren Sie mit zusätzlicher Milch.

Zucchini & Eier

Zutaten

- 4 Eier, leicht geschlagen
- 2 Esslöffel geriebener Parmesankäse
- 2 Esslöffel Olivenöl
- 1 Zucchini, geschnitten, 3mm bis 6mm dick
- Knoblauchpulver oder Salz
- Gemahlener schwarzer Pfeffer zum Abschmecken

Anweisungen

1. Mischen Sie die Eier und Parmesankäse in einer Schüssel; legen Sie diese zur Seite.
2. Erhitzen Sie das Olivenöl in einer großen Pfanne auf mittelhoher Hitze; kochen Sie die Zucchini für etwa 7 Minuten im heißen Öl, bis diese weich und leicht braun werden. Würzen Sie die Zucchini mit Knoblauchpulver, Salz, und Pfeffer. Reduzieren Sie die Wärme auf mittlere Hitze; gießen Sie das Eiergemisch in die Pfanne. Kochen Sie dies für etwa 3 Minuten unter sanftem Rühren.
3. Entfernen Sie die Pfanne von der Hitze und bedecken Sie diese. Halten Sie diese für etwa 2 Minuten bedeckt, bis die Eier fertig sind und servieren Sie diese anschließend.

Mama's Eier Benedict

Zutaten

- 4 Scheiben Kanadischer Speck
- 1 Teelöffel weißer Essig
- 4 Eier
- 1 Tasse Butter
- 3 Eigelb
- 1 Esslöffel Schlagsahne
- 1 Prise gemahlener Cayennepfeffer
- ½ Teelöffel Salz
- 1 Esslöffel Zitronensaft
- 4 englische Muffins aus Vollkorn, gespalten und getoastet

Anweisungen

1. Erhitzen Sie den kanadischen Speck auf beiden Seiten in einer Pfanne auf mittel-hoher Hitze, bis dieser ebenmäßig braun ist.
2. Füllen Sie einen großen Topf mit etwa 7,5cm Wasser und bringen Sie dies zum Kochen. Gießen Sie den Essig hinzu. Brechen Sie die 4 Eier vorsichtig ins Wasser und kochen Sie diese 2 bis 3 Minuten, bis das Eiweiß gekocht ist, doch das Eigelb noch weich ist. Entnehmen Sie die Eier mit einem Schaumlöffel.
3. Schmelzen Sie in der Zwischenzeit die Butter in einer kleinen Pfanne oder in der Mikrowelle, bis diese brodelt. Nehmen Sie die Butter von der Hitze, bevor diese bräunlich wird.
4. Mischen Sie das Eigelb, Schlagsahne, Cayennepfeffer und Salz in einem Mixer, bis diese gut verrührt sind. Geben Sie die Hälfte der heißen Butter in einem gleichmäßigen Fluss hinzu; langsam genug dass diese sich beim Eingießen bereits

vermischt. Mischen Sie den Zitronensaft durch die gleiche Methode hinzu, dann die verbleibende Butter.

5. Geben Sie die englischen Muffins auf Servierteller. Bedecken Sie diese mit je 1 Scheibe kanadischem Speck und 1 pochiertem Ei. Träufeln Sie die Sahnesoße darauf und servieren Sie sofort.

Kürbis Pfannkuchen

Zutaten

- 1 ¼ Tassen Mehl
- 2 Esslöffel Zucker
- 2 Teelöffel Backpulver
- ½ Teelöffel Zimt
- ½ Teelöffel Ingwer
- ½ Teelöffel Muskatnuss
- ½ Teelöffel Salz
- 1 Prise Gewürznelke
- 1 Tasse 1% fettarme Milch
- 6 Esslöffel eingemachtes Kürbispüree
- 2 Esslöffel geschmolzene Butter
- 1 Ei

Anweisungen

1. Schlagen Sie Mehl, Zucker, Backpulver, Gewürze und Salz in einer Schüssel
2. Schlagen Sie Milch, Kürbis, geschmolzene Butter und Ei in einer separaten Schüssel.
3. Falten Sie das Gemisch in die trockenen Zutaten.
4. Besprühen oder Ölen Sie eine Pfanne und erhitzen Sie diese auf mittlerer Hitze; gießen Sie ¼ Tasse Teig für jeden Pfannkuchen ein.

5. Braten Sie die Pfannkuchen etwa 3 Minuten pro Seite. Servieren Sie diese mit Butter und Sirup. Dies ergibt etwa sechs 15cm große Pfannkuchen.

Maisflocken mit Beeren

Zutaten

1. 2 Tassen Maisflocken
2. 1 Tasse 1% fettarme Milch
3. 1 Tasse Beeren, frisch oder gefroren, aufgetaut

Anweisungen

1. Geben Sie die Maisflocken in eine kleine Schüssel.
2. Geben Sie Milch und Beeren hinzu und servieren Sie es.

Beeriges Quinoa Frühstück

Zutaten:

- ¼ Tasse Milch
- 2 Container (je 170 Gramm) 99% fettfreier Französischer Vanille-, Erdbeer- oder Pfirsichjoghurt
- 4 Teelöffel Chia Samen
- 1 Tasse abgekühlte, gekochte Quinoa (¼ Tasse ungekocht)
- 2 Tassen frisches Obst (gemischte Beeren oder gehackt Pfirsiche)
- ¼ Tasse grob gehackte, getoastete Mandeln oder Pekannüsse
- 1/8 Teelöffel gemahlener Zimt

Anweisungen:

1. Mischen Sie Milch, Joghurt und Chia Samen in einer mittelgroßen Schüssel. Teilen Sie das Gemisch gleichmäßig in

4 Gläser auf. Löffeln Sie auf jede Joghurtschicht ¼ Tasse abgekühlte, gekochte Quinoa.

2. Geben Sie jeweils eine Schicht Obst und Mandeln darauf. Bestreuen Sie dies mit Zimt. Lassen Sie es 5 Minuten stehen, oder bedecken Sie es und lassen Sie es über Nacht abkühlen.

Banane-Blaubeere Smoothie

Zutaten:

- 1 Tasse Milch
- 1 Tasse Cheerio Zerealien
- 1 reife Banane, in Stücke geschnitten
- 1 Tasse frische Blaubeeren
- 1 Tasse Eis
- Garnierung, wenn gewünscht
- Bananenscheiben
- Zusätzliche Zerealien

Anweisungen:

1. Geben Sie die Smoothie Zutaten in einen Mixer. Bedecken Sie diese und mixen Sie diese für etwa 30 Sekunden auf höchster Geschwindigkeit oder bis diese gut vermischt sind.
2. Gießen Sie das Gemisch in 2 Gläser. Verzieren Sie es wie gewünscht. Servieren Sie sofort.

Erdbeer-Kirsch-Smoothie

Zutaten:

- 2 Container (je 150 Gramm) griechischer Honig Joghurt
- 1 ½ Tassen gefrorene Bio-Kirschen
- ½ Tasse gefrorene Bio-Erdbeeren
- 1 Tasse Milch

Anweisungen:

3. Geben Sie alle Zutaten in einen Mixer. Mischen Sie alles für etwa 1 Minute auf höchster Geschwindigkeit oder bis diese gut vermischt sind.
4. Gießen Sie das Gemisch in 3 Gläser. Servieren Sie sofort.

Kapitel 7: Salate

Winterobst Waldorf Salat

Zutaten:

- 2 mittelgroße, ungeschälte, rote Äpfel, gewürfelt
- 2 mittelgroße, ungeschälte Birnen, gewürfelt
- ½ Tasse dünn geschnittener Sellerie
- ½ Tasse goldene Rosinen
- ½ Tasse gehackte Datteln
- ¼ Tasse Gluten-freie Mayonnaise oder Salatdressing
- ¼ Tasse 99% fettfreier Orangencrème Joghurt (aus 170g Container)
- 2 Esslöffel gefrorenes Orangensaftkonzentrat
- 8 Tassen zerkleinerter Blattsalat
- Walnusshälften, wenn gewünscht

Anweisungen:

1. Mischen Sie Äpfel, Birnen, Sellerie, Rosinen und Datteln in einer großen Schüssel.
2. Mischen Sie Mayonnaise, Joghurt und Saftkonzentrat in einer kleinen Schüssel bis alles gut vermischt ist. Geben Sie die Früchte hinzu; mischen Sie. (Salat kann bis zu 1 Stunde gekühlt werden.) Servieren Sie dies mit Blattsalat. Verzieren Sie es mit Walnusshälften.

Quinoa und Gemüsesalat

Zutaten:

- 1 Tasse ungekochte Quinoa
- 2 Esslöffel frischer Zitronensaft

- 2 Esslöffel Olivenöl
- 2 Esslöffel gehackter frischer Basilikum
- 1 Dose (425g) Gluten-freie Kichererbsen, abgeschüttet, gespült
- 1 Dose (432g) Gluten-freie ganze Maiskörner, abgeschüttet
- 1 Dose (411g) Gluten-freie, gewürfelte Tomaten, abgeschüttet
- 1 Tasse gehackter, roter Paprika
- 1/3 Tasse geviertelte, entkernte Oliven
- ½ Tasse krümeliger, Gluten-freier Fetakäse

Anweisungen:

1. Spülen Sie die Quinoa für 1 Minute unter kaltem Wasser; gießen Sie das Wasser ab. Kochen Sie Quinoa entsprechend der Packungsanweisung; gießen Sie das Wasser ab. Lassen Sie es für etwa 30 Minuten komplett abkühlen.
2. Mischen Sie in der Zwischenzeit Zitronensaft, Öl und Basilikum in einer kleinen Nichtmetall-Schüssel. Legen Sie es für das Dressing zur Seite.
3. Mischen Sie Quinoa, Bohnen, Mais, Tomaten, Paprika und Oliven in einer großen Schüssel. Gießen Sie das Dressing über das Quinoa Gemisch; mischen Sie es gut, bis das Quinoa gut bedeckt ist. Servieren Sie sofort oder kühlen Sie es für 1 bis 2 Stunden vor dem Servieren.

Spritziger Gartensalat

Zutaten

- 1 Teelöffel Dijon Senf
- 1 Zweig frischer Dill, gehackt (optional)
- 1 Esslöffel gehackte, grüne Zwiebel
- 2 Esslöffel zerkleinerter Cheddarkäse

- ½ Tasse süße Maiskörner
- ½ Tasse Zuckererbsen
- 1/3 Tasse gefrorener, geschälter Edamame (optional)
- 2 Tassen Eisbergsalat
- 1 Prise Salz und Pfeffer

Anweisungen

1. Mischen Sie den Dijon Senf, Dill, grüne Zwiebeln, Cheddarkäse, Mais, Erbsen und Edamame in einer Schüssel, bis alles gleichmäßig verrührt ist.
2. Mischen Sie den Eisbergsalat hinzu, schmecken Sie es mit Salz und Pfeffer ab und mischen Sie alles gut durch.

Orange & Ente Confit Salat

Zutaten

- 1 Esslöffel Sherry-Essig
- 4 Blutorangen, geteilt (3-fach gegliedert, etwa 1 Tasse; 1 entsaftet, etwa ¼ Tasse)
- 1 Teelöffel Dijon Senf
- 1 Esslöffel Olivenöl
- ¼ Teelöffel Salz
- ¼ Teelöffel Pfeffer
- 1 kleines Entenbein (140-170g), zerkleinert, Haut, Fett und Knochen entfernt (etwa 3/ 4 Tasse)
- 6 Tassen gemischter, grüner Wintersalat (wie Römersalat, Eskariol und Spinat)
- 1/ 4 Tasse gehäutete, gehackte Haselnüsse, getoastet

Anweisungen

1. Kombinieren Sie Essig, Orangensaft, Senf und Öl in einer kleinen Schüssel und mischen Sie alles gut durch. Rühren Sie Salz und Pfeffer hinzu.
2. Kombinieren Sie die zerkleinerte Ente, grünen Salat, Haselnüsse und Orangenstücke in einer großen Schüssel. Bestreuen Sie es mit Vinaigrette; servieren Sie.

Mama's Kartoffelsalat

Zutaten

- 2 Kartoffeln
- 1 Süßkartoffel
- 4 Eier
- 2 Stangen Sellerie, gehackt
- ½ Zwiebel, gehackt
- 3/4 Tasse Mayonnaise
- 1 Esslöffel zubereiteter Senf
- 1 Teelöffel Salz
- 1 ½ Teelöffel gemahlener schwarzer Pfeffer

Anweisungen

1. Bringen Sie einen großen Topf an gesalzenem Wasser zum Kochen. Geben Sie die Kartoffeln hin zu und kochen Sie diese etwa 30 Minuten bis diese zart aber noch fest sind. Gießen Sie das Wasser ab, lassen Sie die Kartoffeln abkühlen, schälen und schneiden Sie sie anschließend.
2. Geben Sie die Eier in einen Topf und bedecken Sie diese mit kaltem Wasser. Bringen Sie das Wasser zum Kochen. Bedecken Sie den Topf, nehmen Sie ihn von der Wärme und lassen Sie die Eier etwa 10 bis 12 Minuten in heißem Wasser stehen. Nehmen Sie diese aus dem Wasser; abkühlen, schälen und schneiden.

3. Kombinieren Sie Kartoffeln, Eier, Sellerie und Zwiebeln. Mischen Sie diese mit Mayonnaise, Senf, Salz und Pfeffer. Geben Sie dies zum Kartoffel-Gemisch und vermischen Sie alles gut. Stellen Sie es in den Kühlschrank und servieren Sie es kalt.

Kirsch Tomate Mais Salat

Zutaten

- ¼ Tasse gehacktes, frisches Basilikum
- 3 Esslöffel Olivenöl
- 2 Teelöffel Limettensaft
- 1 Teelöffel Zucker
- ½ Teelöffel Salz
- ¼ Teelöffel Pfeffer
- 2 Tassen gefrorener Mais, aufgetaut
- 2 Tassen Kirschtomaten, halbiert
- 1 Tasse gehackte, geschälte Gurke

Anweisungen

1. Kombinieren Sie Basilikum, Öl, Limettensaft, Zucker, Salz und Pfeffer in einem Glas mit luftdichtem Verschluss; schütteln Sie gut.
2. Kombinieren Sie Mais, Tomaten und Gurke in einer großen Schüssel.
3. Beträufeln Sie es mit Dressing und mischen Sie alles gut. Kühlen Sie es bis zum Servieren.

Sommer Wassermelonen-Salat

Zutaten

- ¼ Tasse Balsamicoessig
- 1 Esslöffel Dijon Senf
- 1 Esslöffel gehackter Knoblauch
- ½ Teelöffel Salz
- ½ Teelöffel frisch gemahlener schwarzer Pfeffer
- 3/4 Tasse Olivenöl
- 3 Tassen 5cm Stücke an Wassermelone
- 1 Tasse krümeliger Feta Käse
- ½ rote Zwiebel, sehr dünn geschnitten
- Grob gemahlener schwarzer Pfeffer zum Abschmecken

Anweisungen

1. Mischen Sie Essig und Dijon Senf in einer Schüssel. Mischen Sie Knoblauch, Salz und Pfeffer in das Gemisch. Gießen Sie langsam das Olivenöl in das Dressing und mischen Sie alles stark durch. Geben Sie das Dressing bis zur Verwendung in den Kühlschrank.
2. Kombinieren Sie Wassermelone, Feta Käse und rote Zwiebeln in einer großen Schüssel; mischen Sie alles leicht durch. Würzen Sie mit dem grob gemahlenen, schwarzen Pfeffer.
3. Gießen Sie etwa das halbe Dressing über den Salat; mischen Sie alles vorsichtig. Stellen Sie den Salat mindestens 30 Minuten in den Kühlschrank. Träufeln Sie das restliche Dressing kurz vor dem Servieren über den Salat.

Kapitel 8: Suppen & Vorspeisen

Gebratener Knoblauch & Blumenkohl Suppe

Zutaten

- 1 großer Kopf Blumenkohl (etwa 1,1kg)
- 4 ½ Teelöffel Olivenöl
- 1 ½ Teelöffel koscherer Salz
- 3 Knoblauchzehen, geteilt & ungeschält
- 3 Tassen Hühnerbrühe
- 1 Tasse 2% fettreduzierte Milch
- ½ Tasse geriebener Parmesankäse
- Frisch gemahlener, schwarzer Pfeffer
- Garnierung: Olivenöl, Granatapfelkerne, frische Thymianblätter

Anweisungen

1. Heizen Sie den Ofen auf 220°C vor. Schneiden Sie den Blumenkohl in 5cm Röschen; mischen Sie diese mit dem Olivenöl und ½ Teelöffel Salz. Richte Sie die Röschen in einfacher Lage auf einer gelierten Pfanne aus. Wickeln Sie die Knoblauchzehen in Aluminiumfolie und geben Sie diese auf die gelierte Pfanne mit Blumenkohl.
2. Backen Sie dies für etwa 30 bis 40 Minuten auf 220°C, oder bis der Blumenkohl gold-braun wird; drehen Sie den Blumenkohl alle 15 Minuten.
3. Geben Sie den Blumenkohl in einen großen Schmortopf. Wickeln Sie den Knoblauch auf und lassen Sie diesen 5 Minuten abkühlen. Schälen Sie den Knoblauch und geben Sie den Blumenkohl hinzu. Geben Sie die Brühe hinzu und lassen Sie alles auf mittlerer Hitze brodeln; 5 Minuten Brodeln und

gelegentliches Rühren. Lassen Sie das Gemisch 10 Minuten abkühlen.

4. Mixen Sie das Blumenkohl Gemisch in einem Mixer, bis dieses glatt wird.

5. Geben Sie das Blumenkohl Gemisch erneut in den Schmortopf; rühren Sie Milch, Käse und den verbleibenden Teelöffel Salz ein. Kochen Sie es auf niedriger Hitze, rühren Sie gelegentlich, etwa 2 bis 3 Minuten, oder bis es erwärmt ist. Geben Sie Pfeffer zum Abschmecken hinzu.

Karottensuppe

Zutaten:

- 2 Taschen (je 540g) essbereite Baby-Karotten
- 2 große Zwiebeln, gehackt (etwa 2 Tassen)
- 5 ¼ Tassen Hühnerbrühe (aus zwei 905g Kartons)
- ½ Teelöffel Salz
- ½ Tasse Schlagsahne
- ½ Tasse Orangensaft
- 3 Esslöffel verpackter, brauner Zucker
- 2 Esslöffel geriebene Ingwerwurzel
- ¼ Teelöffel weißer Pfeffer
- Frische Orangenscheiben, geviertelt, wenn gewünscht
- Frische italienische Petersilie, wenn gewünscht

Anweisungen:

1. Besprühen Sie einen 4- bis 5-Quart Schongarer mit Öl. Geben Sie die Karotten, Zwiebeln, Brühe und Salz in den Garer.

2. Abdecken; kochen Sie es zwischen 8 und 10 Stunden auf niedriger Hitze.

3. Gießen Sie 4 Tassen des Suppengemischs in einen Mixer; geben Sie jeweils die Hälfte der Schlagsahne, Orangensaft,

brauner Zucker, Ingwerwurzel und Pfeffer hinzu. Mischen Sie alles gut durch. Mischen Sie das verbleibende Suppengemisch mit den restlichen Zutaten; geben Sie es zurück in den Garer.

4. Erhöhen Sie die Wärmeeinstellung auf Hoch. Abdecken; etwa weitere 15 bis 20 Minuten kochen, oder bis heiß. Verzieren Sie die individuellen Portionen mit einem Orangenviertel und Petersilie.

Hausgemachte Kartoffelsuppe

Zutaten

- 3 mittelgroße Kartoffeln (etwa 450g)
- 1 ¾ Tassen Hühnerbrühe (aus 905g Kartons)
- 2 mittelgroße grüne Zwiebeln mit Spitzen
- 1 ½ Tassen Milch
- ¼ Teelöffel Salz
- 1/8 Teelöffel Pfeffer
- 1/8 Teelöffel getrocknete Thymianblätter

Anweisungen

1. Schälen Sie die Kartoffeln und schneiden Sie diese in große Stücke.
2. Bringen Sie die Hühnerbrühe und Kartoffeln in einem Topf auf hoher Hitze zum Kochen, rühren Sie gelegentlich mit einer Gabel um sicherzugehen, dass die Kartoffeln nicht am Topf kleben. Sobald das Gemisch kocht, reduzieren Sie die Hitze so, dass es leichte Blasen ergibt. Bedecken und kochen Sie es für etwa 15 Minuten oder bis die Kartoffeln zart sind (mit Gabel testen).
3. Während die Kartoffeln kochen, schälen und schneiden Sie die grünen Zwiebeln. Wenn Sie extra Zwiebeln haben,

wickeln Sie diese luftverschlossen ein und lagern Sie diese bis zu 5 Tage im Kühlschrank.

4. Wenn die Kartoffeln fertig sind, nehmen Sie den Topf vom Herd, aber gießen Sie das Wasser nicht ab. Brechen Sie die Kartoffeln mit dem Kartoffelstampfer oder einer großen Gabel in kleinere Stücke. Das Gemisch sollte noch klumpig sein.

5. Mischen Sie Milch, Salz, Pfeffer, Thymian und Zwiebeln in das Kartoffelgemisch. Erhitzen Sie es auf mittlerer Hitze, rühren Sie gelegentlich, aber lassen Sie die Suppe nicht kochen.

Gazpacho

Zutaten

- 1 Gurke aus dem Gewächshaus, halbiert und entkernt, aber nicht geschält
- 2 rote Paprikas, entkernt
- 4 Flaschentomaten
- 1 rote Zwiebel
- 2 Knoblauchzehen, gehackt
- 3 Tassen Tomatensaft
- ¼ Tasse Weißweinessig
- ¼ Tasse Olivenöl
- ½ Esslöffel Salz
- 1 Teelöffel frisch gemahlener, schwarzer Pfeffer

Anweisungen

1. Schneiden Sie Gurken, Paprikas, Tomaten und rote Zwiebeln in 2,5cm grobe Würfel.
2. Geben Sie jedes Gemüse separat in einen Mixer mit Stahlschneide und hacken Sie alles grob.

3. Sobald jedes Gemüse verarbeitet wurde, kombinieren Sie diese in einer großen Schüssel und geben Sie Knoblauch, Tomatensaft, Essig, Olivenöl, Salz und Pfeffer hinzu. Mischen Sie alles gut durch und lassen Sie es vor dem Servieren abkühlen.

Minze Ingwer Süßkartoffel Suppe

Zutaten

- 1 Esslöffel Olivenöl
- 2 mittelgroße Süßkartoffeln geschält, gehackt und püriert
- 1 Knoblauchzehe
- 1 Teelöffel Ingwer
- 1/3 Teelöffel Kurkuma
- 4 gewürfelte Minzblätter
- 2 Tassen Gemüsebrühe

Anweisungen

1. Gießen Sie das Olivenöl in den Mixer.
2. Geben Sie die gewaschenen, geschälten und gewürfelten Süßkartoffeln gemeinsam mit dem Öl in den Mixer.
3. Geben Sie die Knoblauchzehe hinzu.
4. Geben Sie Ingwer und Kurkuma hinzu.
5. Waschen, trocknen und schneiden Sie die Minzblätter.
6. Pürieren Sie alles.
7. Geben Sie es in einen mittelgroßen Topf oder einen Schmortopf.
8. Geben Sie die Brühe hinzu.
9. Lassen Sie es für 25-30 Minuten auf mittlerer Hitze stehen.

Gemüse & Humus

Zutaten

- 3/4 Tasse gemischtes Gemüse, wie Baby-Karotten, Kirschtomaten und rote Paprikascheiben
- 1 Dose (440g) Garbanzo Bohnen (Kichererbsen), abgeschüttet 1/3 Tasse entkernte spanische Manzanilla Oliven
- 1 Teelöffel gehackter Knoblauch
- 3 Esslöffel Olivenöl
- 2 Esslöffel Zitronensaft
- 1 ½ Teelöffel gehacktes, frisches Basilikum
- 1 Teelöffel Koriander
- Salz und Pfeffer zum Abschmecken

Anweisungen

1. Waschen Sie das Gemüse und schneiden Sie es in essbare Stücke.
2. Geben Sie die Garbanzo Bohnen, Oliven und Knoblauch in einen Mixer. Gießen Sie das Olivenöl und Zitronensaft hinzu; würzen Sie es mit Basilikum, Koriander, Salz und Pfeffer.
3. Bedecken und pürieren Sie es.
4. Arrangieren Sie das Gemüse auf einer Platte.
5. Dippen Sie es in den Humus und essen Sie es.

Teuflische Eier

Zutaten

- 12 Eier
- 1 Jalapeño Paprika, gehackt
- 1 Habanero Paprika, entkernt und gehackt
- ¼ Tasse Mayonnaise

- 1 Teelöffel gelber Senf
- 1/8 Teelöffel Paprika

Anweisungen

1. Geben Sie die Eier in einen Topf und füllen Sie diesen mit Wasser um die Eier mindestens 2,5cm zu bedecken. Bringen Sie das Wasser auf hoher Hitze zum Kochen. Bedecken Sie diese und nehmen Sie sie von der Hitze; lassen Sie die Eier 15 Minuten im heißen Wasser stehen. Gießen Sie das heiße Wasser ab und lassen Sie die Eier im Waschbecken unter kaltem Wasser abkühlen. Schälen.

2. Schneiden Sie die abgekühlten Eier der Länge nach in Hälften. Entfernen Sie das Eigelb und geben Sie diese gemeinsam mit der Jalapeño, Habanero, Mayonnaise und Senf in eine Schüssel; mischen Sie alles gut zusammen. Geben Sie das Eigelbgemisch in einen Gebäckbeutel und drücken Sie den Inhalt dekorativ in die weißen Hälften. Bestreuen Sie es zur Verzierung mit Paprika.

Caprese Vorspeise

Zutaten

- 20 Traubentomaten
- 280g Mozzarella käse, gewürfelt
- 2 Esslöffel extra natives Olivenöl
- 2 Esslöffel frische Basilikumblätter, gehackt
- 1 Prise Salz
- 1 Prise gemahlener, schwarzer Pfeffer
- 20 Zahnstocher

Anweisungen

1. Mischen Sie Tomaten, Mozzarella Käse, Olivenöl, Basilikum, Salz und Pfeffer in einer Schüssel bis alles gut vermischt ist.
2. Spießen Sie eine Tomate und ein Stück Mozzarella Käse auf jeden Zahnstocher.

Grünkohl & Tofu

Zutaten

- 85g frische Grünkohlblätter
- 85g feste Tofu Würfel
- Olivenöl zum Beträufeln
- Salzfreie Gewürze

Anweisungen

1. Bereiten Sie ein Backbleck vor und heizen Sie den Ofen auf 205°C vor.
2. Verteilen Sie die individuellen Grünkohlblätter und legen Sie einen Tofu Würfel in die Mitte. Falten Sie die Enden der Blätter über den Tofu Würfel und drehen Sie diesen.
3. Beträufeln Sie es mit Olivenöl und den Gewürzen. Backen Sie es für 18-22 Minuten.

Kapitel 9: Hühnchen

Spargel Hühnchen Divan

Zutaten

- 450g Hühnchen Brust, halbiert, ohne Haut, ohne Knochen
- 900g frischer Spargel, geschnitten
- 1 Dose (305g) kondensierte Creme an Hühnersuppe, unverdünnt
- 1 Teelöffel Worcestershire Sauce
- 1/4 Teelöffel gemahlene Muskatnuss
- 1 Tasse geriebener Parmesankäse,
- 1/2 Tasse Schlagsahne, geschlagen
- 3/4 Tasse Mayonnaise*
-

Anweisungen

1. Grillen Sie das Hühnchen ca. 15cm von der Hitze, bis der Fleischsaft klar ist.
2. Bringen Sie zwischenzeitlich 1,3cm Wasser zum Kochen. Geben Sie den Spargel hinzu. Reduzieren Sie die Hitze; bedecken Sie es und lassen Sie es für 3-5 Minuten brodeln, oder bis es zart ist.
3. Gießen Sie das Wasser ab und platzieren Sie es in einer geölten, flachen Backform.
4. Schneiden Sie das Hühnchen in dünne Scheiben. Kombinieren Sie die Suppe, Worcestershire Sauce und Muskatnuss in einer Schüssel. Verteilen Sie die Hälfte über dem Spargel. Streuen Sie 1/3 Tasse des Parmesankäses darüber.
5. Backen Sie es für 20 Minuten, unbedeckt, auf 205°C. Falten Sie die geschlagene Creme in Mayonnaise; verteilen Sie es obendrauf. Streuen Sie den verbleibenden Parmesankäse.

Grillen Sie es für etwa 2 Minuten 10-15cm von der Hitze, oder bis es gold-braun ist.

Balsamico Hühnerbrust

Zutaten

- 2 Süßkartoffeln, geschält und in 5cm große Stücke geschnitten
- 1 Esslöffel Olivenöl
- 2 halbierte Hühnerbrüste, ohne Haut und ohne Knochen
- 1/2 Tasse Balsamicoessig, Salz und gemahlener, schwarzer Pfeffer zum Abschmecken
- 1/2 Tasse Balsamicoessig

Anweisungen

1. Heizen Sie den Ofen auf 205°C vor.
2. Geben Sie die Kartoffeln auf Backpapier; beträufeln Sie diese mit Olivenöl und würzen Sie sie mit Salz und Pfeffer.
3. Platzieren Sie die Hühnchenbrust in einer Backform. Gießen Sie ½ Tasse Balsamicoessig über die Brüste; würzen Sie dies mit Salz und Pfeffer. Bedecken Sie es mit Aluminiumfolie. Platzieren Sie die Kartoffeln für 10 Minuten im vorgeheizten Ofen; geben Sie das Gericht mit dem Hühnchen in den Ofen und kochen Sie die Kartoffeln als auch die Hühnchen für weitere 20 Minuten; drehen Sie die Kartoffeln und das Hühnchen; reduzieren Sie die Ofenhitze auf 175°C.
4. Backen Sie es für weitere 20 Minuten.
5. Gießen Sie ½ Tasse Balsamicoessig in einen kleinen Topf und platzieren Sie es auf mittlerer Hitze. Kochen Sie es, bis es auf etwa ¼ Tasse reduziert ist. Platzieren Sie die Hühnchen

Brüste auf den Kartoffeln; beträufeln Sie es mit dem Balsamicoessig.

Karibisch-gewürztes Brathähnchen

Zutaten

- 1 ½ Esslöffel frischer Limettensaft
- 56g Rum
- 1 Esslöffel brauner Zucker
- ¼ Teelöffel Cayennepfeffer
- ¼ Teelöffel gemahlene Gewürznelke
- ½ Teelöffel gemahlener Zimt
- ½Teelöffel gemahlener Ingwer
- 1 Teelöffel schwarzer Pfeffer
- ½ Teelöffel Salz
- ½ Teelöffel getrocknete Thymianblätter
- 1,3kg ganzes Hähnchen
- 1 Esslöffel Gemüse Öl

Anweisungen

1. Heizen Sie den Ofen auf 165°C vor.
2. Kombinieren Sie den Limettensaft, Rum und den braunen Zucker in einer kleinen Schüssel; legen Sie es zur Seite. Mischen Sie Cayennepfeffer, Gewürznelke, Zimt, Ingwer, Pfeffer, Salz und Thymianblätter. Bürsten Sie das Hähnchen mit Öl und bedecken Sie es dann mit dem Kräutergemisch.
3. Platzieren Sie es in einer Bratpfanne und backen Sie es für 90 Minuten, bis der Saft klar ist oder ein eingefügtes Fleischthermometer im dickeren Teil etwa 80°C erreicht. Begießen Sie das Hähnchen während dem Kochen alle 20 Minuten mit Sauce. Lassen Sie das Hähnchen vor dem Schneiden 10 Minuten ruhen.

Salbei und Knoblauch gegrillte Hühnerbrust

Zutaten:

- 1 Teelöffel getrocknete Salbeiblätter
- ½ Teelöffel gewürztes Salz
- ½ Teelöffel getrocknete Majoranblätter
- ¼ Teelöffel grob gemahlener schwarzer Pfeffer
- 2 Knoblauchzehen, gehackt
- 2 Esslöffel Olivenöl
- 4 halbe Hühnerbrüste, ohne Haut, ohne Knochen

Anweisungen:

1. Heizen Sie den Grill für 5 Minuten auf.
2. Kombinieren Sie zwischenzeitlich alle Zutaten, außer den Hühnerbrusthälften, in einer kleinen Schüssel; mischen Sie alles gut. Geben Sie das Hühnchen auf ein Blatt Wachspapier. Bürsten oder reiben Sie das Gemisch auf alle Seiten des Hühnchens.
3. Wenn der Grill erwärmt ist, geben Sie das Hühnchen auf di untere Grilloberfläche. Schließen Sie den Grill; kochen Sie es für 5 bis 7 Minuten oder bis das Hühnchen zart und der Saft klar ist.

Kräuter & Knoblauch Hühnchen mit Gemüse

Zutaten:

- 1 geschnittenes, ganzes Hühnchen (1,3 bis 1,6kg)
- 2 Esslöffel Oliven oder Gemüse Öl
- 1 Packung herzhafte Kräuter mit Knoblauch-Suppenmischung (aus 70g Box)

- 1/3 Tasse Hühnerbrühe
- 4 mittelgroße Selleriestangen, der Länge nach halbiert, dann in 10cm Stücke geschnitten
- 1 große Zwiebel, in 6 Ecken geschnitten
- 2 große Karotten, der Länge nach halbiert, dann in 10cm Stücke geschnitten
- 2 mittelgroße ungeschält rotbraune Kartoffeln, jede in 8 Stücke geschnitten

Anweisungen:

1. Heizen Sie den Ofen auf 220°C. Entfernen Sie, wenn gewünscht, die Haut vom Hühnchen Mischen Sie Öl, Suppenmischung und Brühe in einer kleinen Schüssel. Bürsten Sie beide Seiten des Hühnchens mit etwa der Hälfte des Öl-Gemisch.
2. Mischen Sie Sellerie, Zwiebel, Karotten, Kartoffeln und das verbleibende Öl-Gemisch in einer großen Schüssel. Arrangieren Sie das Gemüse in einer Öl-freien 40x25x2,5 cm großen Pfanne. Backen Sie es für 15 Minuten.
3. Platzieren Sie die Hähnchenstücke in einer Pfanne, überlappend mit dem Gemüse wenn notwendig. Backen Sie dies für weitere 35-40 Minuten, oder bis das Gemüse zart ist und der Saft des Hähnchens beim Schneiden des dicksten Stücks klar ist. (75°C für Brüste; 80°C für Schenkel und Beine).

Geschmortes Hühnchen mit wilden Pilzen und Thymian

- 1 Tasse kochendes Wasser
- 14g getrocknete Steinpilze
- 1 Esslöffel Butter
- 1 Esslöffel Olivenöl
- 1 geschnittenes Brathähnchen (85 bis 100g)

- 2 große Zwiebeln, gehackt (2 Tassen)
- 5 Knoblauchzehen, fein gehackt
- 6 mittelgroße Champignons, geschnitten
- 2 mittelgroße Karotten, gehackt (1 Tasse)
- 2 mittelgroße Selleriestangen, gehackt (1 Tasse)
- 2 getrocknete Lorbeerblätter
- 2 frische Thymian oder 1 Teelöffel getrocknete Thymianblätter
- 5 Esslöffel gehackte, frische Petersilie
- 1 Tasse Hühnerbrühe
- ½ Tasse trockener Weißwein oder Hühnerbrühe
- 1 Dose (410g) gewürfelte Tomaten, nicht abgeschüttet
- ¼ Teelöffel Salz
- ¼ Teelöffel frisch gemahlener Pfeffer

Anweisungen

1. Bringen Sie das Ofenblech in die mittlere Position. Heizen Sie den Ofen auf 150°C.
2. Gießen Sie das kochende Wasser in einer kleinen Schüssel über die getrockneten Pilze. Lassen Sie diese 30 Minuten stehen, sodass sich die Pilze mit Wasser füllen können (wenn die Pilze zur Oberfläche schwimmen, geben Sie einen kleinen Untersetzer in die Schüssel um diese unter Wasser zu halten). Nutzen Sie einen Schaumlöffel um die vollgesaugten Pilze aus dem Wasser zu entfernen; legen Sie diese zur Seite. Behalten Sie das Pilzwasser.
3. Heizen Sie di Butter und das Öl in einem 4- oder 5-Quart ofensicheren Schmortopf auf mittlerer Hitze, bis die Butter geschmolzen ist. Geben Sie die Hälfte der Hühnchenstücke hinzu und kochen Sie diese unter gelegentlichem Drehen für 6 Minuten, bis das Hühnchen goldbraun ist (Sie kochen das Hühnchen nicht, Sie geben ihm nur eine Farbe). Entnehmen Sie das Hühnchen aus dem Schmortopf und geben Sie es auf

einen Teller. Wiederholen Sie dies mit dem restlichen Hühnchen.

4. Reduzieren Sie die Wärme auf mittlere Hitze und geben Sie die Zwiebeln und Knoblauch hinzu. Kochen Sie alles unter gelegentlichem Rühren für 5 Minuten, bis es weich ist. Geben Sie die vollgesaugten und geschnittenen Champignons, Karotten, Sellerie, Lorbeerblätter, Thymian und 3 Esslöffel Petersilie hinzu. Kochen Sie es unter gelegentlichem Rühren für 5 Minuten, bis das Gemüse weich ist und die Pilze ihren Saft abgeben.

5. Geben Sie das beiseitegelegte Pilzwasser hinzu und lassen Sie es für 10 Minuten unbedeckt brodeln Sie versuchen den Geschmack der Flüssigkeit zu konzentrieren). Geben Sie das Hühnchen (gemeinsam mit dem Saft, der sich auf dem Teller angesammelt hat), Brühe, Wein, Tomaten, Salz und Pfeffer hinzu.

6. Bedecken Sie die Pfanne und platzieren Sie diese im Ofen. Backen Sie es für 1,5h oder bis das Hühnchen sehr zart ist und eine gute Menge an Brühe vorhanden ist. Entnehmen und entsorgen Sie die Lorbeerblätter und das Thymian. Geben Sie 2 Stücke Hühnchen in jeweils 4 große, flache Servierschüsseln und schöpfen Sie die Brühe darüber. Bestreuen Sie es mit den verbleibenden 2 Esslöffeln Petersilie.

Kapitel 10: Putenfleisch

Gegrillte Putenfilets

Zutaten

- ¼ Tasse natriumarme Sojasauce
- 4 Teelöffel Rapsöl
- 1 Teelöffel Zucker
- 1 Knoblauchzehe, gehackt
- ½ Teelöffel gemahlener Ingwer
- ½ Teelöffel Senf
- 340g Putenbrustfilet

Anweisungen

1. Kombinieren Sie Sojasauce, Öl, Zucker, Knoblauch, Ingwer und Senf in einer Schüssel. Gießen Sie ¼ Tasse Marinade in eine große, wiederverschließbare Plastiktüte; geben Sie das Putenfleisch hinzu. Verschließen Sie die Tüte und drehen Sie diese damit das Putenfleisch bedeckt wird; kühlen Sie es für bis zu 4 Stunden. Bedecken und kühlen Sie die verbleibende Marinade zum Begießen.

2. Bedecken Sie das Grillgitter mit einem haftabweisenden Spray bevor Sie mit dem Grillen beginnen. Gießen Sie die Marinade ab und entfernen Sie diese vom Putenfleisch. Grillen Sie das Putenfleisch, bedeckt, auf mittlerer Hitze für 8-10 Minuten oder bis das Fleischthermometer 75°C anzeigt. Drehen Sie es zwei Mal und begießen Sie es gelegentlich mit der Marinade. Schneiden Sie es in Scheiben.

Mama's Putenfleisch Hackbraten

Zutaten

- 680g gehacktes Putenfleisch
- 1 kleine Zwiebel, gehackt
- 2 Selleriestangen, gehackt
- 3 Knoblauchzehen, gehackt
- 2 Teelöffel gehacktes, frisches Basilikum
- ¼ Tasse Parmesankäse
- ½ Tasse Vollkorn Brotkrümel
- 1 Ei
- ¼ Tasse Milch
- 1 Dose (300g) kondensierte Tomatensuppe

Anweisungen

1. Heizen Sie den Ofen auf 175°C vor. Bereiten Sie eine 20x30cm große Backform mit Öl vor.
2. Mischen Sie das gehackte Putenfleisch, Zwiebel, Sellerie, Knoblauch, Basilikum, Parmesankäse, Brotkrümel, Ei und Milch in einer großen Schüssel. Formen Sie das Gemisch in einen Laib und platzieren Sie es auf dem vorbereiteten Blech. Gießen Sie die Tomatensuppe über den Hackbraten. Bedecken Sie diesen mit einer Aluminiumfolie.
3. Backen Sie es etwa 45 Minuten im vorgeheizten Ofen bis das Innere Pink wird. Ein sofort ablesbarer Thermometer im Zentrum sollte etwa 75°C anzeigen.

Gegrilltes Putenfleisch Kabobs

Zutaten

- 1/3 Tasse Chili Sauce

- 2 Esslöffel Zitronensaft
- 1 Esslöffel Zucker
- 2 Lorbeerblätter
- 450g Putenbrustfilet, in 1,5cm große Würfel geschnitten
- 2 mittelgroße Zucchini, in 1,5cm große Scheiben geschnitten
- 2 kleine, grüne Paprikas, in 14m große Würfel geschnitten
- 2 kleine Zwiebeln, geviertelt
- 8 mittelgroße frische Pilze
- 8 Kirschtomaten
- 1 Esslöffel Rapsöl

Anweisungen

1. In einer Schüssel, kombinieren Sie Chili Sauce, Zitronensaft, Zucker und Lorbeerblätter; mischen Sie alles gut. Gießen Sie ¼ Tasse Marinade in eine große, wiederverschließbare Plastiktüte; geben Sie das Putenfleisch hinzu. Verschließen Sie die Tüte und drehen Sie diese damit das Putenfleisch bedeckt wird; kühlen Sie es für mindestens 2 Stunden oder über Nacht. Bedecken und kühlen Sie die verbleibende Marinade zum Begießen.

2. Bedecken Sie das Grillgitter mit einem haftabweisenden Spray bevor Sie mit dem Grillen beginnen. Gießen Sie die Marinade ab und entfernen Sie diese. Entsorgen Sie die Lorbeerblätter von der verbleibenden Marinade. Auf acht Metallspießen oder Holzspießen, spießen Sie abwechselnd das Fleisch und das Gemüse auf. Bürsten Sie es leicht mit Öl.

3. Grillen Sie es, unbedeckt, für etwa 3-4 Minuten auf jeder Seite auf mittlerer Hitze, oder bis der Saft klar ist. Gießen Sie häufig die verbleibende Marinade darüber und drehen Sie es drei Mal.

Caprese Putenfleisch Burger

Zutaten

- 1 Esslöffel Balsamicoessig
- 1 Esslöffel extra natives Olivenöl
- 4 dicke Tomatenscheiben
- 600g mageres, gehacktes Putenfleisch
- 1 Esslöffel Tomatenpaste
- 1/4 Tasse gehacktes, frisches Basilikum
- 1/4 Tasse geriebener Parmesankäse
- 1 Knoblauchzehe, gehackt
- 1/4 Teelöffel schwarzer Pfeffer
- 110g frischer Mozzarella Käse, geschnitten
- 4 Hamburgerbrötchen, geteilt

Anweisungen

1. Mischen Sie Balsamicoessig, Öl, Salz und Pfeffer in einer kleinen Schüssel. Gießen Sie es über die Tomatenscheiben zum Marinieren.
2. Heizen Sie einen Außengrill auf mittlerer Hitze vor und ölen Sie das Gitter leicht.
3. Mischen Sie das gemahlene Putenfleisch, Tomatenpaste, Basilikum, Parmesankäse, Knoblauch und ¼ Teelöffel Pfeffer in einer großen Schüssel. Formen Sie das Rindfleischgemisch in 4 gleichgroße Pastetchen.
4. Kochen Sie es auf dem vorgeheizten Grill, bis die Burger den gewünschten Zustand annehmen, etwa 5 Minuten pro Seite um diese gut durchzubraten. Ein sofort ablesbarer Thermometer sollte im Zentrum etwa 70°C anzeigen. Bedecken Sie jeden Putenfleisch-Burger mit Mozzarella Käse; lassen Sie diesen schmelzen. Servieren Sie die Hamburgerbrötchenmit den marinierten Tomatenscheiben.

Ziegenkäse und Spinat Putenfleisch Burger

- 680g gehackte Putenbrust
- 1 Tasse gefrorener, gehackter Spinat, aufgetaut und abgeschüttet
- 2 Esslöffel Ziegenkäse, krümelig
- 4 Hamburgerbrötchen, geteilt

Anweisungen

1. Ofen vorheizen
2. Mischen Sie gemahlenes Putenfleisch, Spinat und Ziegenkäse. Formen Sie das Gemisch in 4 Pastetchen.
3. Arrangieren Sie die Pastetchen auf einem Blech und geben Sie es für 15 Minuten in die Mitte des vorgeheizten Ofens.

Scharfer Putenfleisch Burger

Zutaten

- 900g mageres, gehacktes Putenfleisch
- 2 Esslöffel gehackter Knoblauch
- 1 Teelöffel gehackte, frische Ingwerwurzel
- 2 frische, grüne Paprika, gewürfelt
- 1 mittelgroße, rote Zwiebel, gewürfelt
- 1/2 Tasse frischer Koriander, fein gehackt
- 1 Teelöffel Salz
- 1/4 Tasse natriumarme Sojasauce
- 1 Esslöffel frisch gemahlener, schwarzer Pfeffer
- 3 Esslöffel Paprika
- 1 Esslöffel gemahlener, trockener Senf
- 1 Esslöffel gemahlener Kreuzkümmel
- 1 Prise Worcestershire Sauce
- 4 Hamburgerbrötchen, geteilt

Anweisungen

1. Heizen Sie den Grill auf starker Hitze vor.

2. Mischen Sie das gehackte Putenfleisch, Knoblauch, Ingwer, Paprika, rote Zwiebel, Koriander, Salz, Sojasauce, schwarzer Pfeffer, Senf, Kreuzkümmel und Worcestershire Sauce in einer Schüssel. Formen Sie das Gemisch in 8 Burger Pastetchen. Ölen Sie das Grillgitter leicht.

3. Geben Sie die Putenfleisch Burger auf den Grill und kochen Sie beide Seiten 5bis 10 Minuten, bis diese gut durch sind.

Kapitel 11: Fisch

Gebratener Lachs und Gemüse

Zutaten:

- 4 Lachssteaks, 1,3cm dick (etwa 680g)
- 2 Tassen gekühlte, neue Kartoffelecken mit Haut (aus 560g Tasche)
- 2 kleine Zucchini, der Länge nach geschnitten, dann in 5cm Stücke geschnitten
- 1 mittelgroße, rote Paprika, in 5cm Stücke geschnitten
- 1 Esslöffel Zitronensaft
- 1 Esslöffel Butter oder Margarine, geschmolzen
- ½ Teelöffel Salz
- ¼ bis ½ Teelöffel getrocknete Estragon Blätter
- ¼ Teelöffel Pfeffer

Anweisungen:

1. Heizen Sie den Ofen auf 220°C vor. Geben Sie die Lachssteaks auf ein Öl-freies 40x25x2,5 cm Blech. Arrangieren Sie die Kartoffelecken, Zucchini und Paprika um den Lachs.
2. Bürsten Sie den Lachs mit Zitronensaft. Bürsten Sie den Lachs und Gemüse mit Butter; bestreuen Sie es mit Salz, Estragon und Pfeffer.
3. Backen Sie es für 25 bis 35 Minuten oder bis der Lachs leicht mit einer Gabel abblättert und das Gemüse zart ist.

Gegrillte Thunfischsteaks

Zutaten

- 8 Filets (85g) frische Thunfischsteaks, 2,5cm dick
- 1/2 Tasse Sojasauce
- 1/3 Tasse Sherry
- 1/4 Tasse Olivenöl
- 1 Esslöffel frisch Limettensaft
- 1 Knoblauchzehe, gehackt

Anweisungen

1. Geben Sie die Thunfischsteaks auf eine flache Backform. Mischen Sie die Sojasauce, Sherry, Olivenöl, frischen Limettensaft und Knoblauch in einer mittelgroßen Schüssel. Gießen Sie die Sojasoßen Mischung über die Thunfischsteaks und drehen Sie diese, sodass beide Seiten bedeckt werden. Bedecken Sie es und lassen Sie es für mindestens eine Stunde kühlen.
2. Heizen Sie den Ofen auf starker Hitze vor. Ölen Sie das Grillgitter leicht.
3. Geben Sie die Thunfischsteaks auf den Grill und entfernen Sie die verbleibende Marinade. Grillen Sie für 3 bis 6 Minuten pro Seite, oder je nach Präferenz.

Gegrillte Zitronen-Knoblauch-Heilbutt-Steaks

Zutaten

- ¼ Tasse Zitronensaft
- 1 Esslöffel Gemüse Öl
- ¼ Teelöffel Salz
- ¼ Teelöffel Pfeffer

- 2 Knoblauchzehen, fein gehackt
- 4 Heilbutt- oder Thunfischsteaks, etwa 2,5cm dick (etwa 900g)
- ¼ Tasse gehackte, frische Petersilie
- 1 Esslöffel geriebene Zitronenschale

Anweisungen

1. Bürsten Sie das Grillgitter mit Gemüse Öl. Heizen Sie die Kohle oder das Gas für direkte Hitze vor. Mischen Sie Zitronensaft, 1 Esslöffel Öl, Salz, Pfeffer und Knoblauch in einem flachen Glas- oder Plastikgeschirr oder in einer wiederverschließbaren Plastiktüte. Geben Sie den Fisch hinzu; drehen Sie ihn mehrmals um ihn mit der Marinade zu bedecken. Bedecken Sie das Geschirr oder versiegeln Sie die Tüte und kühlen Sie es für 10 Minuten.

2. Entnehmen Sie den Fisch von der Marinade; legen Sie die Marinade zur Seite. Bedecken und grillen Sie den Fisch etwa 10 bis 15cm von der mittleren Hitze für 10 bis 5 Minuten. Drehen Sie ihn einmal und bürsten Sie ihn mit Marinade, bis der Fisch leicht mit einer Gabel abblättert. Entfernen Sie verbleibende Marinade.

3. Bestreuen Sie den Fisch mit Petersilie und Zitronenhaut.

Heilbutt mit Zitronennote

Zutaten

- 6 Filets (170g) Heilbutt
- 3 Teelöffel getrockneter Dill
- 3 Teelöffel Zwiebelpulver
- ¼ Teelöffel Paprikagewürz
- Salz zum Abschmecken
- 1 Prise Zitronenpfeffer

- 2 Teelöffel getrocknete Petersilie
- 1 Prise Knoblauchpulver
- 2 Esslöffel Zitronensaft

Anweisungen

1. Heizen Sie den Ofen auf 190°C vor. Schneiden Sie die Folie in 6 Quadrate, groß genug für jeweils ein Filet. Legen Sie die Filets in die Mitte und bestreuen Sie diese mit Dill, Zwiebelpulver, Paprika, Salz, Zitronenpfeffer, Petersilie und Knoblauchpulver.
2. Träufeln Sie den Zitronensaft über jedes Filet. Falten Sie die Folio über jedes Filet in eine Tasche. Die Falte sollte geschlossen sein.
3. Platzieren Sie die Pakete auf einem Backpapier und backen Sie diese im vorgeheizten Ofen für 30 Minuten.

<u>Buntbarsch Tacos</u>

Zutaten

- 1 Tasse Mais
- ½ Tasse gewürfelte, rote Zwiebeln
- 1 Tasse geschälte, gehackte Jicama
- ½ Tasse gewürfelter, roter Paprika
- 1 Tasse frische Korianderblätter
- Fein gehackte 1 Limette, geschält und entsaftet
- 2 Esslöffel Sauercreme
- 2 Esslöffel Cayennepfeffer
- 1 Esslöffel gemahlener, schwarzer Pfeffer
- 2 Esslöffel Salz
- 6 Filets (110g) Buntbarsch
- 2 Esslöffel Olivenöl

- 12 Maistortillas, erwärmt

Anweisungen

1. Heizen Sie den Grill für hohe Hitze vor. Mischen Sie Mais, rote Zwiebeln, Jicama, roter Paprika, und Koriander in einer mittelgroßen Schüssel. Mischen Sie den Limettensaft und die Schale unter.
2. Kombinieren Sie Cayennepfeffer, gemahlener schwarzer Pfeffer und Salz in einer kleinen Schüssel.
3. Bürsten Sie jedes Filet mit Olivenöl und streuen Sie Gewürze darüber.
4. Arrangieren Sie die Filets auf einem Grillgitter und kochen Sie es für 3 Minuten pro Seite. Für jeden feurigen Fisch Taco, geben Sie in Fisch, Sauercreme und Maissalsa auf zwei Maistortillas.

Regenbogenforelle in Folie gekocht

Zutaten

- 2 Regenbogenforellen
- 1 Esslöffel Olivenöl
- 2 Teelöffel Knoblauchsalz
- 1 Teelöffel gemahlener, schwarzer Pfeffer
- 1 frische Jalapeño Paprika
- 1 Zitrone, geschnitten

Anweisungen

1. Heizen Sie den Ofen auf 200°C vor. Spülen Sie den Fisch und tupfen Sie diesen trocken. Reiben Sie die Filets mit Olivenöl ein und würzen Sie diese mit Knoblauchsalz und schwarzem Pfeffer.

2. Platzieren Sie jedes Filet auf einem großen Blatt Aluminiumfolie. Geben Sie die Jalapeño Scheiben darauf und drücken Sie den Zitronensaft über den Fisch. Arrangieren Sie die Zitronenscheiben auf den Filets. Versiegeln Sie vorsichtig alle Kanten der Folie um ein geschlossenes Paket zu formen. Platzieren Sie die Pakete auf einem Backpapier.

3. Backen Sie es für etwa 15 bis 20 Minuten im vorgeheizten Ofen, abhängig von der Größe des Fischs. Der Fisch ist fertig, wenn dieser leicht mit einer Gabel abblättert.

Kapitel 12: Fleischlos

Lasagne Primavera

Zutaten

- 12 ungekocht Lasagne Platten
- 3 Tassen gefrorener Broccoli, aufgetaut und gut abgeschüttet
- 3 große Karotten, grob zerkleinert (2 Tassen)
- 2 Tassen gewürfelte Bio-Tomaten (aus 790g Dose), gut abgeschüttet
- 2 mittelgroße Paprika, in 1,3cm Stücke geschnitten
- 1 Container (425g) Ricotta Käse
- ½ Tasse geriebener Parmesankäse
- 1 Ei
- 2 Container (je 280g) gekühlte Alfredo Pasta Sauce
- 1 Pack (450g) zerkleinerter Mozzarella Käse (4 Tassen)

Anweisungen

1. Heizen Sie den Ofen auf 180°C und schütten Sie die Nudeln wie auf der Packung angewiesen ab.
2. Wenn notwendig, schneiden Sie in der Zwischenzeit den Broccoli in essbare Stücke. Mischen Sie den Broccoli, Karotten, Tomaten und Paprika in einer großen Schüssel. Mischen Sie den Ricotta Käse, Parmesankäse und Ei in einer kleinen Schüssel.
3. Verteilen Sie 2/3 Tassen Alfredo Sauce in einer Öl-freien 33x22cm großen Glasform. Bedecken Sie dies mit 4 Platten. Verteilen Sie die Hälfte des Käsegemischs und 2 ½ Tassen des Gemüses über den Platten. Löffeln Sie 2/3 Tasse der Sauce über das Gemüse. Bestreuen Sie es mit 1 Tasse Mozzarella Käse.

4. Bedecken Sie dies mit 4 Platten; verteilen Sie das verbleibende Käsegemisch und 2 ½ Tassen des Gemüses. Löffeln Sie 2/3 Tassen der Sauce über das Gemüse. Bestreuen Sie es mit 1 Tasse Mozzarella Käse. Bedecken Sie es mit den verbleibenden 4 Platten und dem Gemüse. Löffeln Sie die verbleibende Sauce über das Gemüse und streuen Sie die verbleibenden 2 Tassen Mozzarella Käse darüber.

5. Backen Sie es unbedeckt für 45 bis 60 Minuten, oder bis sich Blasen bilden und das Zentrum heiß wird. Lassen Sie es für 15 Minuten abkühlen bevor Sie es schneiden.

Zucchini Spaghetti

Zutaten:

- 170g ungekocht Spaghetti
- 3 Tassen gehackte Zucchini (2 mittelgroße)
- 1/3 Tasse Wasser
- 1 Esslöffel Tomatenpaste
- ¼ Teelöffel koscherer (grober) Salz
- 1/8 Teelöffel grober, gemahlener, schwarzer Pfeffer
- 1 Dose (440g) große, nordische Bohnen , abgeschüttet, gespült
- 1 Dose (411g) gewürfelte Tomaten mit Basilikum, Knoblauch und Oregano, nicht abgeschüttet
- ½ Tasse krümliger Feta Käse (55g)

Anweisungen:

1. Kochen Sie die Spaghetti wie auf der Packung beschrieben, lassen Sie Salz und Öl weg; gießen Sie das Wasser ab.

2. Sprühen Sie in der Zwischenzeit eine 30cm Pfanne mit Olivenöl ein; wärmen Sie diese auf mittel-hoher Hitze vor. Geben Sie die Zucchini hinzu; kochen Sie es für 5 Minuten,

rühren Sie gelegentlich, bis es leicht braun wird. Rühren Sie Wasser, Tomatenpaste, Salz, Pfeffer, Bohnen und Tomaten hinzu. Bedecken; lassen Sie es für 4 Minuten brodeln, oder bis es komplett erwärmt ist.

3. Platzieren Sie 2/3 Tassen Spaghetti auf jedem Teller. Bedecken Sie jedes mit 1 Tasse Zucchini Gemisch und 2 Esslöffel Käse.

Käsenudeln

Zutaten

- 1 Esslöffel Gemüse Öl
- 1 Esslöffel Butter
- 1 Teelöffel Knoblauch- und Petersilienpulver
- 1 Teelöffel Zwiebelpulver
- 1 Esslöffel Sriracha Sauce
- 1 Tasse natriumarmes Hühnchen Bouillon
- ½ Tasse fettarme Milch
- 1 225g Box Makkaroni
- 1 Tasse Monterey Jack Käse
- ½ Tassen reine Brotkrümel

Anweisungen

1. Platzieren Sie folgendes in einem Schongarer: Olivenöl, Butter, Knoblauch- und Petersilienpulver, Zwiebelpulver, Sriracha Sauce, Hühnchen Bouillon und Milch.
2. Gießen Sie die Makkaroni und Käse hinzu und mischen Sie alles gut.
3. Kochen Sie es für 1 ½ Stunden auf niedriger Hitze. Bedecken Sie es 30 Minuten vor Ende mit den Brotkrümeln.

Chile

Zutaten:

- 2 mittelgroße, ungeschälte, weiße oder rote Kartoffeln (etwa 280g), schneiden Sie diese in 1,3cm große Würfel
- 1 mittelgroße Zwiebel, gehackt (½ Tasse)
- 1 kleine Paprika (beliebige Farbe), gehackt (½ Tasse)
- 1 Dose (425g) Kichererbsen (Garbanzo Bohnen), abgeschüttet, gespült
- 1 Dose (425g) Kidney Bohnen , abgeschüttet, gespült
- 2 Dosen (je 410g) gewürfelte Bio-Tomaten, nicht abgeschüttet
- 1 Dose (225g) Bio-Tomatensauce
- 1 Esslöffel Chili Pulver
- 1 Teelöffel gemahlener Kreuzkümmel
- 1 mittelgroße Zucchini, in 1,3cm große Scheiben geschnitten

Anweisungen:

1. Geben Sie alle Zutaten außer die Zucchini in einen 4-Quart großen Schmortopf; mischen Sie alles gut. Bringen Sie es auf hoher Wärme zum Kochen, rühren Sie gelegentlich; reduzieren Sie die Hitze. Bedecken; für 10 Minuten brodeln lassen.
2. Rühren Sie die Zucchini unter. Bedecken; weitere 5 bis 7 Minuten kochen lassen, gelegentlich rühren, bis die Kartoffeln und Zucchini zart sind.

Ofen-Gebratene Kartoffeln und Gemüse

Zutaten:

- 2 ½ Tassen gekühlte, neue Kartoffelecken

- 1 mittelgroße, rote Paprika, in 2,5cm große Stücke geschnitten
- 1 kleine Zucchini, in 1,3cm große Stücke geschnitten
- 113g frische, ganze Pilze, geviertelt (etwa 1 Tasse)
- 2 Teelöffel Olivenöl
- ½ Teelöffel getrocknete italienische Gewürze
- ¼ Teelöffel Knoblauchsalz

Anweisungen:

1. Heizen Sie den Ofen auf 230°C. Sprühen Sie eine 38x25x2,5 cm Pfanne mit Öl ein. Mischen Sie alle Zutaten in einer großen Schüssel. Verteilen Sie es gleichmäßig in der Pfanne.
2. Backen Sie es für 15 bis 20 Minuten; rühren Sie einmal nach der Hälfte der Backzeit, bis das Gemüse zart und leicht braun ist.

Gebratene Rosemarin-Zwiebel Kartoffeln

Zutaten:

- 4 mittelgroße Kartoffeln (600g)
- 1 kleine Zwiebel, fein gehackt (1/4 Tasse)
- 2 Esslöffel Oliven oder Gemüse Öl
- 2 Esslöffel gehackte, frische Rosmarinblätter oder 2 Teelöffel getrocknete Rosmarinblätter
- 1 Teelöffel gehackte, frische Thymianblätter oder 1/4 Teelöffel getrocknete Thymianblätter
- ¼ Teelöffel Salz
- 1/8 Teelöffel Pfeffer

Anweisungen:

1. Heizen Sie den Ofen auf 230°C. Ölen Sie das Blech; schneiden Sie die Kartoffeln in 2,5cm große Stücke.
2. Vermischen Sie die verbleibenden Zutaten in einer großen Schüssel. Geben Sie die Kartoffeln hinzu und mischen Sie alles gut. Verteilen Sie die Kartoffeln in einer einzigen Lage auf dem Blech.
3. Backen Sie es unbedeckt für 20 bis 25 Minuten, drehen Sie sie gelegentlich, bis die Kartoffeln leicht braun und zart werden.

Kapitel 13: Nachtisch

Cremige Obsttörtchen

Zutaten:

- 1 Tasse Biskuit Mix
- 2 Esslöffel Zucker
- 1 Esslöffel Butter oder Margarine, aufgeweicht
- 2 Packungen (je 85g) Frischkäse, aufgeweicht
- ¼ Tasse Zucker
- ¼ Tasse Sauercreme
- 1 ½ Tassen ausgewähltes, geschnittenes, frisches Obst oder Beeren
- 1/3 Tasse Apfelgelee, geschmolzen

Anweisungen:

1. Heizen Sie den Ofen auf 190°C. Mischen Sie das Biskuit, 2 Esslöffel Zucker, Butter und 1 Paket Frischkäse in einer kleinen Schüssel, bis der Teig einen Ball formt.
2. Teilen Sie den Teig in 6 Teile. Drücken Sie jeden Teil des Teiges auf den Boden und 2cm in jedes der 6 Kuchenförmchen oder 280g Tassen. Platzieren Sie es auf dem Backblech.
3. Backen Sie es für 10 bis 12 Minuten, oder bis es leicht braun wird. Lassen Sie es ca. 30 Minuten in den Formen abkühlen. Entnehmen Sie die Schälchen aus den Formen.
4. Schlagen Sie die verbleibende Packung Frischkäse, ¼ Tassen Zucker und die Sauercreme. Löffeln Sie dies in die Kuchenformen und verteilen Sie es auf dem Boden. Bedecken Sie jedes mit ¼ Tasse Obst. Bürsten Sie es mit dem Gelee.

Erdbeere und Pfirsich Creme Trifle

Zutaten

- 2 Packungen (je 4 Portionengrößen) Vanillepudding und Kuchenfüllung
- 3 Tassen Milch
- 6 Tassen Erdbeeren, geschnitten
- 1 große, frische Pfirsich, geschält und gewürfelt
- ¼ Tasse Zucker
- 1 Packung (450g) gefrorener Kuchen
- ¼ Tasse Pfirsich- oder Erdbeerkonserven
- ¼ Tasse Amaretto oder Orangensaft
- 1 Tasse Schlagsahne
- ¼ Tasse gesplitterte Mandeln, getoastet
- 2 große, frische Pfirsiche, geschält und geschnitten

Anweisungen

1. Bereiten Sie den Pudding laut Packungsanweisung vor, indem Sie 3 Tassen Milch nutzen. Platzieren Sie die Plastikverpackung direkt auf dem Pudding. Lassen Sie dies mindestens 2 Stunden abkühlen.
2. Mischen Sie die Erdbeeren, gewürfelten Pfirsiche und den Zucker. Lassen Sie diese 15 Minuten bei Raumtemperatur stehen.
3. Schneiden Sie den Kuchenboden in zwei. Verteilen Sie die Konserven auf der Bodenhälfte. Geben Sie die obere Hälfte darauf. Schneiden Sie es in 18 Scheiben. Träufeln Sie Amaretto darüber. Platzieren Sie 9 Scheiben in einer 3- bis 4-Quart großen Glasschüssel. Löffeln Sie die halbe Erdbeermischung über den Kuchen.
4. Schlagen Sie die Schlagsahne mit einem elektrischen Mixer auf höchster Stufe in einer gekühlten, bis diese Steif wird. Geben Sie die geschlagene Creme in den Pudding. Löffeln Sie

die halbe Puddingmischung über die Erdbeeren. Wiederholen Sie die Lagen mit dem verbleibendem Kuchen, Erdbeermischung und Puddingmischung. Lassen Sie es für mindestens 2 Stunden kühlen.

5. Streuen Sie kurz vor dem Servieren die Mandeln darüber. Bedecken Sie es mit den geschnittenen Pfirsichen.

Vanilleschotenpudding

Zutaten

- 2 ½ Tassen 2% fettreduzierte Milch
- 1 Vanilleschoten, der Länge nach geteilt
- ¾ Tasse Zucker
- 3 Esslöffel Maisstärke
- 1/8 Teelöffel Salz
- ¼ Tasse halb-und-halb
- 2 große Eigelb
- 4 Teelöffel Butter

Anweisungen

1. Geben Sie die Milch in einen mittelgroßen Topf. Schaben Sie die Samen der Vanilleschoten; geben Sie die Samen in die Milch. Bringen Sie es zum Kochen.
2. Kombinieren Sie Zucker, Maisstärke und Salz in einer großen Schüssel. Kombinieren Sie unter gutem Rühren halb-und-halb und Eigelb. Rühren Sie das Eigelbgemisch in das Zuckergemisch. Geben Sie unter gleichmäßigem Rühren langsam die heiße Milch hinzu. Geben Sie das heiße Milchgemisch zurück in die Pfanne; bringen Sie es zum Kochen. Kochen Sie es für 1 Minute unter konstantem Rühren und nehmen Sie es von der Hitze. Geben Sie Butter hinzu, bis

diese geschmolzen ist. Entnehmen Sie die Vanilleschoten und entsorgen Sie diese.

3. Löffeln Sie den Pudding in eine Schüssel. Geben Sie die Schüssel für 15 Minuten in eine große, mit Eis gefüllte Schüssel, oder bis der Pudding abgekühlt ist; rühren Sie gelegentlich. Bedecken Sie die Oberfläche mit einer Plastikabdeckung und lassen Sie es abkühlen.

Gebackene Äpfel mit Walnüssen & Honig

Zutaten

- 4 mittelgroße Äpfel
- 1 Tasse fein gehackt Walnüsse
- 1 Esslöffel Honig
- 1 Eiweiß
- 1 Teelöffel Vanilleextrakt
- Schale einer halben Zitrone
- Prise Salz

Anweisungen

1. Heizen Sie den Ofen auf 180°C vor.
2. Schlagen Sie das Eiweiß mit Salz. Geben Sie den Honig hinzu und mischen Sie alles gut durch. Geben Sie die Zitronenschalte, Vanille und Walnüsse hinzu.
3. Schneiden Sie die Äpfel in Stücke und entnehmen Sie den Kern. Legen Sie die Äpfel mit der Haut nach unten auf ein Backbleck und füllen Sie die Mitte mit dem Gemisch. Backen Sie es für 40 bis 45 Minuten, bis die Äpfel weich sind und die Füllung knusprig. Servieren Sie sofort.

Karotten-Ananas Muffins

Zutaten

- 2 Tassen Mandelmehl
- 2 geschlagene Eier
- 1 Esslöffel Kokosnussmehl
- ½ Tasse geschälte, geriebene Karotten
- ¾ Tasse gehackte, frische Ananas
- ¼ Tasse geschmolzener, roher Honig
- ¼ Tasse geschmolzenes Kokosnussöl
- 1 Teelöffel Zimt
- ½ Teelöffel Backpulver
- ½Teelöffel Meeressalz
- ¼ Teelöffel Nelkenpfeffer
- 1/8 Teelöffel Gewürznelken

Anweisungen

1. Heizen Sie den Ofen auf 180°C vor
2. Kombinieren Sie die trockenen Zutaten in einer Schüssel. Kombinieren Sie in einer weiteren Schüssel alle nassen Zutaten. Kombinieren Sie anschließen unter gutem Rühren alle nassen Zutaten mit den trockenen Zutaten.
3. Backen Sie es für 40 bis 45 Minuten, bis die Äpfel weich werden und die Füllung knusprig. Servieren Sie sofort.

Bananenbrot

Zutaten

- 2 Tassen Mandelmehl
- 2 Esslöffel Kokosnussmehl
- 2 geschlagene Eier (inklusive Eigelb)

- 3 zerstampfte, reife Bananen
- ¼ Tasse geschmolzener, roher Honig
- ¼ Tasse geschmolzener Kokosnussöl
- 1 Teelöffel Vanilleextrakt
- 1 Teelöffel Zimt
- ¾ Teelöffel Backpulver
- ½ Teelöffel Meeressalz

Anweisungen

1. Heizen Sie den Ofen auf 180°C vor.
2. Kombinieren Sie alle trockenen Zutaten(Mandelmehl, Kokosnussmehl, Gewürze, Backpulver und Meeressalz) in einer Schüssel. Kombinieren Sie alle nassen Zutaten (Eier, Honig, Kokosnussöl, Vanilleextrakt) in einer weiteren Schüssel. Geben Sie die nassen Zutaten zu den trockenen hinzu und mischen Sie alles gut. Geben Sie die zerstampften Bananen hinzu und mischen Sie es.
3. Geben Sie es in eine geölte (haftabweisende) Pfanne und backen Sie es für 40 bis 45 Minuten, abhängig vom Ofen.

Himbeerküchlein

Zutaten

- 1 Tasse/ 250 ml Milch
- ½ Vanilleschoten, der Länge nach halbiert und Samen entnommen
- 3 Eigelb
- ¼ Tasse / 55 g Zucker
- 2 Esslöffel Mehl
- 1 Esslöffel Himbeerbrand
- ¼ Tasse / 60 ml Schlagsahne

- 450 g frische Himbeeren
- 1 (23 cm) vorbereitetes Backblech

Anweisungen

1. Geben Sie die Milch in einen Topf. Teilen Sie sie Vanilleschoten, geben Sie die Samen in die Milch und dann in den Topf. Bringen Sie es zum Brodeln, nehmen Sie es von der Hitze, bedecken Sie es und lassen Sie es 10 Minuten ziehen.
2. Schlagen Sie mit einem Mixer das Eigelb mit dem Zucker. Schlagen Sie das Mehl hinzu. Ziehen Sie die Vanilleschoten aus der Milch und mischen Sie es gleichmäßig in das Eigemisch. Gießen Sie es zurück in den Topf, bringen Sie es zum Kochen und kochen Sie es für 1 Minute. Entfernen Sie es von der Hitze und rühren Sie den Himbeerbrand unter. Sieben Sie es in eine Schüssel, bedecken Sie es mit Plastikfolie und lassen Sie es abkühlen. Wenn es kalt ist, rühren Sie die Creme unter.
3. Verteilen Sie die Creme gleichmäßig auf der Basis des Backblechs. Arrangieren Sie die Beeren obendrauf.

Zusammenfassung

Als ich mich dazu entschlossen habe dieses Buch zu schreiben, habe ich mir viele Ziele gesetzt. Das wichtigste von ihnen war Licht auf die Gicht-Erkrankung zu werfen und zu zeigen, wie man sie besiegen kann.

Wir alle haben nur ein einziges Leben. Erkranken Sie an Gicht, dann handelt es sich um keine tödliche Diagnose, sondern eher um einen Weckruf, der Ihnen zeigen sollte besser auf Ihre Gesundheit zu achten. Die Erkrankung kann daher auch als unerwarteter Segen gesehen werden. Sie müssen ganz einfach einige Veränderungen in Ihrem Leben vornehmen. Nicht mehr und nicht weniger.

Egal, ob Sie Medikamente gegen die Krankheit einnehmen oder nicht; achten Sie darauf, dass Sie die folgenden Faustregeln befolgen:

- Schränken Sie den Konsum von Alkohol und mit Fruchtzucker (Fruktose) gesüßten Getränken ein.

- Trinken Sie viele nicht-alkoholische Getränke; vor allem Wasser.

- Schränken Sie den Konsum von Purin-reichen Nahrungsmitteln wie rotes Fleisch, Organfleisch und Meeresfrüchte ein.

- Treiben Sie regelmäßig Sport und halten Sie Ihr Normalgewicht, um Ihr Gichtrisiko zu senken.

Ich hoffe, Ihnen hat dieses Buch gefallen und Sie finden es nützlich. Mittlerweile sollten Sie ein gutes Verständnis für die wichtigsten Aspekte der Gicht, ihre Ursachen und Behandlungsmöglichkeiten haben. Ich hoffe Sie setzen meine Ratschläge in die Tat um, sodass Ihre Gicht bald der Vergangenheit angehört.

www.ingramcontent.com/pod-product-compliance
Lightning Source LLC
Chambersburg PA
CBHW060204290526
45789CB00003B/1147